普 通 高 等 教 育 医 药 类 创 新 型 系 列 教 材

化学工业出版社"十四五"普通高等教育本科规划教材

Medicinal Chemistry Experiment

药物化学实验

牟 伊 主 编

姜正羽 韩 春 副主编

化 学 工 业 出 版 社

·北京·

内 容 简 介

《药物化学实验》共包括 19 个实验，其中基础性实验 4 个和综合性实验 15 个。本书基于制药工程、应用化学专业人才培养的实际需求，优选经典药物，如对乙酰氨基酚、异烟肼、普鲁卡因、硝苯地平、苯妥英钠、诺氟沙星等，通过查询文献给出多条合成路线，并加以分析，以期培养学生科学分析和辩证思考的能力。

《药物化学实验》主要供应用型本科院校制药工程、生物制药等药学相关专业师生使用，也可作为化学化工类专业的选修课教材以及相关科研人员的参考书。

图书在版编目（CIP）数据

药物化学实验/牟伊主编；姜正羽，韩春副主编
. —北京：化学工业出版社，2023.8（2025.2 重印）
普通高等教育医药类创新型系列教材　化学工业出版
社"十四五"普通高等教育本科规划教材
ISBN 978-7-122-43835-5

Ⅰ.①药… Ⅱ.①牟… ②姜… ③韩… Ⅲ.①药物化
学-化学实验-高等学校-教材　Ⅳ.①R914-33

中国国家版本馆 CIP 数据核字（2023）第 130804 号

责任编辑：褚红喜　　　　　　　　　　　　文字编辑：王聪聪　朱　允
责任校对：边　涛　　　　　　　　　　　　装帧设计：张　辉

出版发行：化学工业出版社（北京市东城区青年湖南街 13 号　邮政编码 100011）
印　　装：北京科印技术咨询服务有限公司数码印刷分部
787mm×1092mm　1/16　印张 9¼　字数 222 千字　　2025 年 2 月北京第 1 版第 2 次印刷

购书咨询：010-64518888　　　　　　　　售后服务：010-64518899
网　　址：http://www.cip.com.cn
凡购买本书，如有缺损质量问题，本社销售中心负责调换。

定　　价：29.80 元　　　　　　　　　　　　　　　　版权所有　违者必究

《药物化学实验》编写组

主　编：牟　伊

副主编：姜正羽　韩　春

编　者：王　帅（复旦大学）

　　　　姜正羽（中国药科大学）

　　　　韩　春（长治学院）

　　　　牟　伊（泰州学院）

　　　　王　豪（泰州学院）

　　　　高新星（泰州学院）

　　　　李　幸（泰州学院）

　　　　王　燕（泰州学院）

　　　　文　帅（泰州学院）

　　　　周　琳（南京师范大学泰州学院）

　　　　戴炜辰（南京中医药大学翰林学院）

　　　　张冬梅（苏中药业集团有限公司）

　　　　徐辰俊（扬子江药业集团股份有限公司）

　　　　牟　聪（扬子江药业集团股份有限公司）

　　　　李　博（扬子江药业集团股份有限公司）

前　言

　　药物化学实验是制药及药学相关专业的重要实践课程。目前国内开设制药工程专业的学校有工科、理科和医药类院校等，由于学科背景的差异，药物化学实验课程教学内容侧重点各有不同。近年来出版的药物化学实验教材中，缺少适用于化学化工类背景的制药工程等相关专业的教材。此外，随着医药行业的蓬勃发展，医药和精细化工行业出现部分交叉，部分地区应用型本科高校的应用化学专业也开设了药物化学及实验选修课程以适应行业发展需求，但该领域适用的药物化学实验教材较少。

　　本实验教材是高等教育医药类创新型系列教材《药物化学》的配套实验教材，教材围绕制药类专业本科教育和人才培养目标，结合新工科建设要求编写而成，突出药物化学实验课程实践性和应用型特色。本书共有十九个实验，包括基础性实验（四个）和综合性实验（十五个），实验难易程度区分明显，能够满足不同专业和学时的授课要求。在编写形式上，除实验目的、合成路线、实验器材、实验方法、注意事项、实验思考题等传统内容以外，还引入了药物背景知识介绍，一方面满足不同专业背景学生的学习需求，另一方面强化了实验课程与理论课程的联系。在编写内容上，本教材注重药物化学实验与化学相关学科的衔接与相互渗透，结合制药工程、应用化学专业的实际需求，优选经典药物，通过查询文献给出多条合成路线，并加以分析，培养学生科学分析和辩证思考能力，满足化学化工院校背景的制药工程等专业的人才培养要求。

　　本教材的编者包括国内从事药物化学教学和科研的一线教师和医药企业研究人员，参编人员分别来自中国药科大学、长治学院、泰州学院、南京师范大学泰州学院和南京中医药大学翰林学院等高校和扬子江药业集团股份有限公司、苏中药业集团有限公司等企业。本教材共收录实验19个，其中韩春编写实验六、实验十七，周琳编写实验二、实验五，王豪编写第一章和实验九、实验十，高新星编写实验七、实验十三，王燕编写实验四、实验十六，文帅编写实验十八、实验十九，李博编写实验三，王帅编写实验十四，戴炜辰编写实验十五，徐辰俊和牟聪编写实验十二，张冬梅参与编写实验十八，李幸整理和编写附录，姜正羽编写实验一，合作编写了实验十九，并对全书进行了审校，牟伊编写实验八、实验十一，并对全书统稿和修改。

　　本教材在编写过程中得到了相关院校领导及参编老师的大力支持，同时参考并借鉴了许多国内外教材和资料，在此表示感谢。在出版过程中得到江苏省产教融合一流课程建设项目、药学重点学科、泰州学院优秀创新团队等项目经费资助，在此一并表示衷心的感谢。

　　由于编者水平和经验有限，教材中难免出现不足或疏漏之处，恳请广大读者和同仁提出宝贵意见，以便再版时改正。

编者

2023 年 6 月

目 录

第一章

药物化学实验基础知识

第一节　实验室安全管理规范

对于药物化学实验过程中用到的仪器设备，以及水、电、药品等，若缺乏必要的安全防护知识，会造成生命和财产的巨大损失。因此实验室必须严格按照"四防"（防火、防盗、防破坏、防治安灾害事故）要求，建立健全以实验室主要负责人为主的各级安全责任人的安全责任制和各种安全制度，加强安全管理。

一、基本规定

师生进入实验室时，必须满足以下基本规定。

1. 穿着规定

① 进入实验室，必须按规定穿戴必要的实验服。
② 进行危害物质、挥发性有机溶剂、特定化学物质或其他危险化学品目录列管毒性化学物质等化学药品操作实验或研究，必须穿戴防护具（防护口罩、防护手套、防护眼镜）。
③ 进行实验时，严禁戴隐形眼镜（防止化学药剂溅入眼睛）。
④ 需将长发及松散衣服妥善固定，禁止穿拖鞋进入实验室。
⑤ 操作高温实验时，必须戴防高温手套。

2. 饮食规定

① 避免在实验室饮食，且使用化学药品后须先洗净双手方能进食。
② 严禁在实验室内吃口香糖。
③ 禁止在储有化学药品的冰箱或储藏柜内储存食物。

3. 药品领用、存储及操作相关规定

① 操作危险性化学药品时，请务必遵守操作守则或遵照老师要求操作或进行实验；切勿自行更换实验流程。

② 领取试剂时，请确认容器上标示名称是否为所需要的实验试剂。

③ 领取试剂时，请看清楚试剂危害标示和图样，确认其是否有危害。

④ 使用挥发性有机溶剂、强酸强碱性试剂、高腐蚀性试剂、有毒性的试剂时，请务必在通风橱中进行操作。

⑤ 有机溶剂、固体化学试剂、酸碱化合物等均需分开存放，挥发性化学试剂需放置于具抽气装置的药品柜中。

⑥ 高挥发性或易于氧化的化学试剂必须存放于冰箱或冰柜之中。

⑦ 避免独自一人在实验室做危险实验。

⑧ 废弃药液或过期药液或废弃物必须依照分类标示清楚，严禁倒入水槽或水沟。

二、安全防护

1. 防火

① 乙醚、酒精、丙酮、二硫化碳、苯等有机溶剂易燃，实验室不得存放过多，切不可倒入下水道，以免集聚引起火灾。

② 金属钠、钾、铝粉、电石、黄磷以及金属氢化物要注意使用和存放，尤其不宜与水直接接触。

③ 若不慎着火，应冷静判断情况，采取适当措施灭火；可根据不同情况，选用水、沙及泡沫、CO_2 或 CCl_4 灭火器灭火。

2. 防爆

（1）化学药品的支链爆炸和热爆炸

支链爆炸（branched chain explosion）：当支链反应的链终止步骤的速率较低时，反应系统中链载体浓度迅速增大，反应链的数目迅速增多，使放能支链化学反应速率急剧上升，在短时间内集中释放大量的能量而导致的一种爆炸。

热爆炸（thermal explosion）：当 1 个放热反应在散热速率远低于放热速率的情况下进行时，反应放热使系统温度上升，而温度的升高又促使反应速率加快放热更多，如此循环导致的一种爆炸。

氢、乙烯、乙炔、苯、乙醇、乙醚、丙酮、乙酸乙酯、一氧化碳、水煤气和氨气等可燃性气体与空气混合至爆炸极限，一旦有热源诱发，极易发生支链爆炸；过氧化物、高氯酸盐、叠氮铅、乙炔铜、三硝基甲苯等易爆物质，受震或受热可能发生热爆炸。

（2）防爆措施

防止支链爆炸，主要是防止可燃性气体或蒸气扩散在室内密闭空间中，应保持室内通风良好。当大量使用可燃性气体时，应严禁使用明火和可能产生电火花的电器。预防热爆炸，强氧化剂和强还原剂必须分开存放，使用时轻拿轻放，远离热源。

3. 防灼伤

防灼伤除了防止高温灼伤以外，液氮、强酸、强碱、强氧化剂、溴、磷、钠、钾、苯酚等物质都会灼伤皮肤；应注意避免皮肤与之接触，尤其注意防止其溅入眼中。

三、废气与废液的处理

1. 废气

① 产生少量有毒气体的实验应在通风橱内进行，可通过排风设备将少量毒气排到室外。
② 产生大量有毒气体的实验必须具备吸收或处理装置。

2. 废液

① 对于废酸液，可先用耐酸塑料网纱或玻璃纤维过滤，然后加碱中和，调 pH 值至 6～8 后可排出，少量废渣埋于地下固定地点。
② 对于剧毒废液，必须采取相应的措施，消除毒害作用后再进行处理。
③ 洗刷用水，若污染不大，可排入下水道。
④ 酸、碱、盐水溶液用后均倒入酸、碱、盐废液桶，经中和后统一处理。
⑤ 有机溶剂回收于有机废液桶内，之后统一处理。
⑥ 重金属离子可经沉淀法等集中处理。

四、实验室事故的处理及急救

1. 火灾

一旦发生了火灾，应保持沉着冷静，并立即采取各种相应措施，以减少事故损失。

首先，应立即熄灭附近所有火源，切断电源，并移开附近的易燃物质。少量溶剂（仅几毫升且周围无其他易燃物）着火，可任其烧完。锥形瓶内溶剂着火可用石棉网或湿布盖灭。小火可用湿布或黄砂盖灭。火势较大时，应根据具体情况采用下列灭火器材。

①四氯化碳灭火器：主要用来扑灭那些不能用水扑灭的火灾（如甘油、二硫化碳等，以及电气设备上发生的火灾）。但绝对不可用于有碱或碱土金属存在的火灾，因其会引起爆炸反应，而且因为四氯化碳蒸气是有毒的，遇火分解成烟炱和氯化氢，有时还产生极毒的光气，所以在密闭、狭小的房间内不能使用它灭火。

② 二氧化碳灭火器：是有机实验室中最常用的一种灭火器。有流动性好、喷射率高、不腐蚀容器和不易变质等优良性能，可用来扑灭图书、档案、贵重设备、精密仪器、600V以下电气设备及油类的初起火灾。在使用时，应首先将灭火器提到起火地点，放下灭火器，拔出保险销，一只手握住喇叭筒根部的手柄，另一只手紧握启闭阀的压把。对没有喷射软管的二氧化碳灭火器，应把喇叭筒往上扳 70°～90°。使用时，不能直接用手抓住喇叭筒外壁或金属连接管，防止手被冻伤。

③ 泡沫灭火器：通过筒体内酸性溶液与碱性溶液混合发生化学反应，将生成的泡沫压出喷嘴，喷射出大量二氧化碳及泡沫，它们能黏附在可燃物上，使可燃物与空气隔绝，达到

灭火的目的。它除了用于扑灭一般固体物质起火外，还能扑灭油类等可燃液体起火，但不能扑救带电设备和醇、酮、酯、醚等有机溶剂起火。非大火通常不用泡沫灭火器，因其后处理麻烦。

无论用何种灭火器，皆应从火的四周开始向中心扑灭。

油类和有机溶剂着火时，绝对不能用水灭火，因为这样反而会使火焰蔓延。若衣服着火，切勿奔跑，应用厚的外衣包裹使其熄灭。较严重者应躺在地上（以免火焰烧向头部）用防火毯紧紧包住，直至火灭，或打开附近的自来水开关用水冲淋灭火。烧伤严重者应立即送医院治疗。

2. 烧烫(灼)伤

先以冷水冲洗 15～30min 至散热止痛，再以生理食盐水擦拭（勿以药膏、牙膏、酱油涂抹或以纱布盖住），然后紧急送往医院。

3. 试剂灼伤

① 酸：立即用大量水洗，再以 3％～5％碳酸氢钠溶液洗，最后用水洗。严重时要消毒，拭干后涂烫伤油膏。

② 碱：立即用大量水洗，再以 1％～2％硼酸液洗，最后用水洗。严重时同上处理。

③ 溴：立即用大量水洗，再用酒精擦至无溴液存在为止，然后涂上甘油或烫伤油膏。

④ 钠：可见的小块用镊子移去，其余操作与碱灼伤处理相同。

4. 试剂或异物溅入眼内

任何情况下都要先洗涤，并送医院急救。

① 酸：用大量水洗，再用 1％碳酸氢钠溶液洗。

② 碱：用大量水洗，再用 1％硼酸溶液洗。

③ 溴：用大量水洗，再用 1％碳酸氢钠溶液洗。

④ 玻璃：用镊子移去碎玻璃，或在盆中用水清洗，切勿用手揉动。

5. 中毒

溅入口中尚未咽下者应立即吐出，再用大量水冲洗口腔。如已吞下，应根据毒物性质给予解毒剂，并立即送医院。

① 腐蚀性毒物：对于强酸，先饮大量水，然后服用氢氧化铝膏、鸡蛋白；对于强碱，也应先饮大量水，然后服用醋、酸果汁、鸡蛋白。然后（酸或碱中毒）再灌注牛奶，不要吃呕吐剂。

② 刺激剂及精神性毒物：先服用牛奶或鸡蛋白使之立即冲淡和缓解，再用一大匙硫酸镁（约 30g）溶于一杯水中催吐。有时也可用手指伸入喉部刺激呕吐，然后立即送医院。

③ 毒性气体：吸入气体中毒者，将中毒者移至室外，解开衣领及纽扣。吸入少量氯气或溴气者，可用碳酸氢钠溶液漱口。

第二节　药物化学实验中常用的玻璃仪器

药物化学实验过程中用到的玻璃仪器，按其接口是否标准及磨口与否，可分为标准磨口玻璃仪器和普通玻璃仪器两类。标准磨口玻璃仪器由于可以相互连接，使用时既省时方便又严密安全，它将逐渐代替同类普通玻璃仪器。

使用玻璃仪器，皆应轻拿轻放。容易滑动的仪器（如圆底烧瓶），不要重叠放置，以免破损。

药物化学实验过程中用到的玻璃仪器如图 1-1 所示。

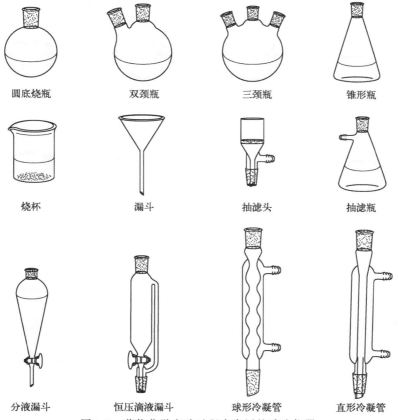

| 圆底烧瓶 | 双颈瓶 | 三颈瓶 | 锥形瓶 |

| 烧杯 | 漏斗 | 抽滤头 | 抽滤瓶 |

| 分液漏斗 | 恒压滴液漏斗 | 球形冷凝管 | 直形冷凝管 |

图 1-1　药物化学实验过程中常用的玻璃仪器

玻璃仪器使用时需要注意：除试管等少数玻璃仪器外，其余玻璃仪器一般都不能直接用火加热；锥形瓶不耐压，不能作减压器皿用；厚壁玻璃仪器皿（如抽滤瓶）不耐热，故不能加热；广口容器（如烧杯）不能贮放易挥发的有机溶剂；带活塞的玻璃器皿用过洗净后，在活塞与磨口间应垫上纸片，以防粘住（如已粘住可在磨口四周涂上润滑剂或有机溶剂后用电吹风吹热风，或水煮后再用木块轻敲塞子，使之松开）。

温度计不可作搅拌棒用，也不能用来测量超过其刻度范围的温度。温度计用后要缓慢冷却，不可立即用冷水冲洗，以免炸裂。

药物化学实验中，最好采用标准磨口玻璃仪器（简称标准口玻璃仪器）。该类玻璃仪器可以和相同口径的标准磨口相互连接，既可免去配塞子及钻孔等程序，又能避免反应物或产物被软木塞（或橡皮塞）所污染。使用标准磨口玻璃仪器时须注意：

① 磨口处必须洁净，若粘有固体杂物，会使磨口对接不严密，导致漏气。若有硬质杂物，更会损坏磨口。

② 用后应拆卸洗净。否则若长期放置，磨口的连接处常会粘牢，难以拆开。

③ 一般用途的磨口无须涂润滑剂，以免污染反应物或产物。若反应中有强碱，则应涂润滑剂，以免磨口连接处因碱腐蚀而粘牢无法拆开。减压蒸馏时，磨口应涂真空脂，以免漏气。

④ 安装标准磨口玻璃仪器装置时，应注意正确、整齐、稳妥，使磨口连接处不受歪斜的应力，否则易将仪器折断，特别是在加热时，仪器受热，应力更大。

此外，需要注意的是，药物化学实验中常用的玻璃仪器装置，一般皆用铁夹将仪器依次固定于铁架上。铁夹的双钳应贴有橡皮、绒布等软性物质，或缠上石棉绳、布条等。若铁钳直接夹住玻璃仪器，容易将玻璃仪器夹坏。用铁夹夹玻璃器皿时，先用左手手指将双钳夹紧，再拧紧铁夹螺丝，待夹钳手指感到螺丝触到双钳时，即可停止转动，做到夹物不松不紧。

第三节　药物化学实验中常用的实验装置

药物化学实验过程中常用到回流装置、蒸馏装置、搅拌装置、尾气吸收装置等。无论哪种装置，组装时一般均应遵照从左到右、先下后上的顺序，做到正确、整齐、稳妥、端正，使装置轴线与实验台边沿平行。

一、回流装置

很多药物化学反应需要在反应体系的溶剂或液体反应物的沸点附近进行，此时需要采用回流装置。常见回流装置如图 1-2 所示，使用球形冷凝管回流。其中，图 1-2（a）是可以隔绝潮气的回流装置。如不需要防潮，可以去掉球形冷凝管顶端的干燥管。若回流中无不易冷却物放出，还可以把气球套在冷凝管上口，来隔绝潮气的渗入。图 1-2（b）为带有吸收反应中生成气体的回流装置，适用于回流时有水溶性气体（如氯化氢、溴化氢、二氧化硫等）产生的实验。图 1-2（c）为回流时可以同时滴加液体的装置。

回流反应加热前应先放少量沸石以防止暴沸。根据反应所需温度，可酌情选用水浴、油浴或电热套加热等方式。通常情况下在药物化学实验室中禁止使用明火加热。目前，使用电加热套加热较为普遍。

二、蒸馏装置

蒸馏是分离沸点相差较大的两种以上液体或去除有机溶剂的常用方法。图 1-3 是几种常见的蒸馏装置，可用于不同实验的需求。图 1-3（a）是最常用的蒸馏装置，该装置出口与大

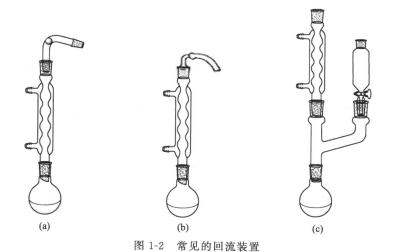

图 1-2　常见的回流装置

气相通，可能逸出蒸馏液蒸气。若蒸馏易挥发的低沸点液体时，需将接引管的支管连上橡皮管，通向水槽或室外。支管口可接上干燥管，用作防潮的蒸馏。图 1-3（b）为蒸除大体积溶剂的装置，待蒸馏液体可通过滴液漏斗不断加入蒸馏烧瓶，既可调节滴入和蒸出的速度，又可避免使用非常规大容量的蒸馏瓶。

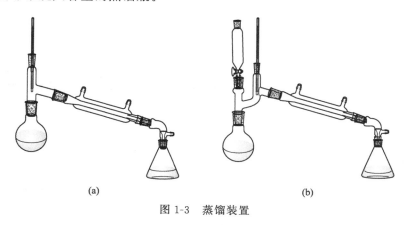

图 1-3　蒸馏装置

三、气体吸收装置

图 1-4 为气体吸收装置，用于吸收反应过程中生成的有刺激性和有毒、有害气体（如氯化氢、二氧化硫等）。图中的玻璃漏斗应略微倾斜使漏斗口一半在水中，一半在水面上，既能防止气体逸出，亦可防止倒吸。

图 1-4　气体吸收装置

四、搅拌装置

当反应在均相溶液中进行时一般可以不需要搅拌，因为加热时溶液存在一定程度的对流，从而保持液体各部分均匀地受热。如果反应物是固体，或反应物之一被逐渐滴加时，或者非均相间反应，为了尽可能使其迅速混合均匀，以避免因局部过浓、过热而导致其他副反应发生或有机物的分解，反应过程中均需要采用搅拌装置，以较好地控制反应温度，并缩短反应时间，提高产率。

一般在实验室开展的毫摩尔级别的反应可使用磁力搅拌器搅拌（通常与加热装置整合，组成具有加热功能的磁力搅拌器），反应瓶中须事先加入搅拌子，该装置依靠磁力转盘的转动（转速可通过控制旋钮调节），带动烧瓶中的搅拌子转动，从而搅动反应液。图1-5为实验室常用的有加热功能的磁力搅拌器。

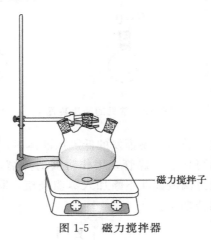

磁力搅拌子

图1-5　磁力搅拌器

第四节　药物化学实验中常用的操作技术

一、蒸馏

蒸馏是指液态物质受热沸腾变为蒸气，蒸气经冷凝再恢复液体状态并被收集于另一容器的操作过程。蒸馏利用液体混合物中各组分沸点的差别，使液体混合物按沸点从低到高顺序依次汽化并随之冷凝，从而实现不同沸点液体组分的分离。蒸馏技术在粗产品分离及试剂纯化时非常有效，包括常压蒸馏、减压蒸馏、水蒸气蒸馏和分馏（精馏）。其中，常压蒸馏和减压蒸馏在药物化学实验中经常使用。

1. 常压蒸馏

（1）常压蒸馏原理

纯液态有机化合物在一定的压力下具有一定的沸点，不同的物质一般沸点不同。液体混合物之所以能用蒸馏法加以分离，是因为组成混合液的各组分具有不同的沸点。液体混合物受热时，低沸点物质先沸腾而挥发为气体，而高沸点物质不沸腾保留液体状态，此时将低沸点物质的蒸气进行冷凝并导入到另一容器中，便可实现该低沸点物质与其他物质的分离。准确控制该混合物的温度，缓慢升温分别达到每一个组分的沸点，理论上便可实现液体混合物的逐步分离。

通过常压蒸馏可以将两种或两种以上沸点不同的液体分离。为实现较好的分离效果，待分离液体的沸点差应在 30℃ 以上。

（2）常压蒸馏基本操作

① 玻璃仪器的准备。蒸馏瓶（长颈或短颈圆底烧瓶）、蒸馏头、温度计套管、温度计、直形冷凝管、接引管（牛角管）、接收瓶。图 1-6 为常见的蒸馏装置示意图。

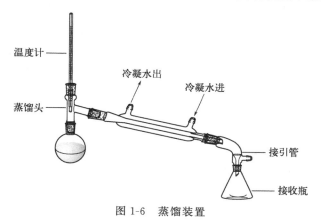

图 1-6　蒸馏装置

为了保证温度测量的准确性，应正确控制温度计水银球放置的位置，即温度计水银球上限与蒸馏头支管下限在同一水平线上。

注意：任何蒸馏或回流装置均不能密封，否则，当液体蒸气压增大时，轻者蒸气冲开接口，使液体冲出蒸馏瓶，重者装置会发生爆炸而引起火灾。

②预热油浴或电加热套。如果蒸馏物的沸点未知，此步骤忽略。多数情况下，热源的温度需比蒸馏物的沸点高 20～30℃。

注意：由于热分解及可能存在的失火风险，只在加热温度低于 200℃ 时使用油浴。

③ 记录贴有标签的接收瓶的质量。

④ 将要蒸馏的物料放入带搅拌子的圆底烧瓶（搅拌子用于防止暴沸，也可以加入 2～3 粒沸石）。选择圆底烧瓶的大小非常重要。液体应装至瓶子容量的 1/2～2/3，液面太高将过早沸腾，液面过低则蒸馏时间过长。

⑤ 按照从下到上、从左到右的顺序装配玻璃仪器，确保所有接口密闭性良好。对于常压蒸馏，不需要用油脂来密封接口。

⑥ 将冷凝管连上水管，打开水龙头，检漏。

⑦ 升起搅拌台及加热装置使之与圆底烧瓶接触，开始加热。

⑧ 缓慢升高加热器的温度，当液体开始沸腾时可看到蒸气慢慢地上升并开始回流。温度计内水银柱急剧上升，直至接近易挥发组分沸点，水银柱上升变缓慢，开始有液体被冷凝并流出。这部分馏出液称为前馏分（或馏头）。由于这部分液体的沸点低于要收集组分的沸点，因此，应作为杂质弃掉。有时被蒸馏的液体几乎没有馏头，应将蒸馏出来的前 1～2 滴液体作为冲洗仪器的馏头去掉，不要收集到馏分中去，以免影响产品质量。馏头蒸出后，温度稳定在沸程范围内，沸程范围越小，组分纯度越高。此时，流出来的液体称为馏分，这部分液体就是目标产品。

使蒸馏装置保持恒定的温度，等待并观察蒸馏温度计的变化。蒸馏速度与产品的质量有很大关系，为了得到较纯的产品，蒸馏时，温度计水银球上应始终保持有液滴存在，并时而回流下去，蒸出液的速度以每秒1～2滴为宜。

⑨收集馏分直至温度发生突变。通常，当一种馏分蒸馏完成时，蒸馏温度计显示的温度将下降。如果混合液中只有一种组分需要收集，此时，蒸馏瓶内剩余液体应作为馏尾弃掉。如果是多组分蒸馏，第一组分蒸完后温度上升至第二组分沸程前流出的液体，则既是第一组分的馏尾又是第二组分的馏头。当温度稳定在第二组分沸程范围内时，即可接收第二组分。如果蒸馏瓶内液体很少时，温度会自然下降。此时，应停止蒸馏。无论进行何种蒸馏操作，蒸馏瓶内的液体都不能蒸干，以防蒸馏瓶过热或有过氧化物存在而发生爆炸。

当已经收集到所有目标产品时，关掉加热电源，使整个装置冷却；称量接收瓶的质量，得到产品质量。

（3）常压蒸馏注意事项

加热过程中若发现未加沸石，应撤去热源，待蒸馏液冷却到液体沸点以下再加沸石。千万不要在沸腾或接近沸腾的溶液中加入沸石，以免在加入沸石的过程中发生暴沸。

沸点较低又易燃的液体，如乙醚，应用水浴加热，并且蒸馏速度不能太快，以保证蒸气全部冷凝。如果室温较高，接收瓶应放在冷水中冷却，在接引管支口处连接一根橡胶管，将未被冷凝的蒸气导入流动的水中带走。

2. 减压蒸馏

减压蒸馏适用于在常压下沸点较高及常压蒸馏时易发生分解、氧化、聚合等反应的热敏性有机化合物的分离提纯。一般把低于一个大气压的气态空间称为真空。因此，减压蒸馏也称为真空蒸馏。

减压装置即真空泵，实验室常用循环水泵、隔膜泵和油泵三种装置来实现密封装置的减压。旋转蒸发仪通常配合循环水泵使用，近年来，隔膜泵在实验仪器中得到越来越广泛的使用。其中，安全装置在真空系统中不可缺少，用以防止物料冲出和泵中的水或油倒灌入蒸馏系统中；当用油泵进行减压时，为了防止易挥发的有机溶剂、酸性物质和水蒸气进入油泵，必须在馏液接收器与油泵之间顺次安装冷却阱和吸收塔，以免污染油泵用油，腐蚀机件致使真空度降低。

实验室常用的减压蒸馏装置为旋转蒸发仪（图1-7），其减压装置为真空泵，以循环水真空泵（图1-8）和隔膜泵最为常见。

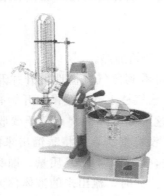

图1-7　旋转蒸发仪

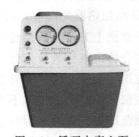

图1-8　循环水真空泵

二、回流

　　室温下，有些反应的速率很慢或难以进行，为了加快这类化学反应的反应速率，常常需要使反应物维持较长时间的沸腾，而在沸腾过程中，为了防止反应器（通常是圆底烧瓶）中的反应原料或反应溶剂蒸发逸失，需要一套冷凝装置，使蒸气不断地在冷凝管内冷凝而返回反应器中，这个不断蒸发-冷凝-蒸发的过程就是回流。为了增加冷凝效果，回流装置中一般采用球形冷凝管，回流装置如图 1-9 所示。

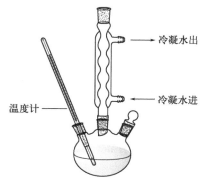

　　　　温度计　　　　　　冷凝水出　　冷凝水进

图 1-9　回流装置示意图

　　对于无水反应，需要在球形冷凝管的上端加装一个干燥球，干燥球的上下部用蓬松的脱脂棉堵塞，中间填充无水氯化钙；对于产生有毒有害气体的反应，球形冷凝管的上部须加装尾气吸收装置。

三、脱色

　　向溶液中加入吸附剂并适当升高温度至沸腾，使其吸附样品中的杂质及颜色的过程叫脱色。药物合成实验中生成的中间产物或者终产物通常情况下会带有一定的颜色，可以通过脱色技术去除颜色，同时去除一些原料中带入或反应过程中生成的杂质。最常使用的脱色剂是活性炭。活性炭煮沸 5～10min，可吸附色素及树脂状物质，如果待结晶化合物本身有颜色则活性炭不能脱色。

　　使用活性炭应注意以下几点：

　　① 加活性炭以前，首先将待结晶化合物加热溶解在溶剂中。

　　② 待热溶液稍冷后，加入活性炭，振摇，使其均匀分布在溶液中。如在接近沸点的溶液中加入活性炭，易引起暴沸，溶液易冲出来。

　　③ 加入活性炭的量，视杂质的量而定，一般为粗品质量的 1％～5％，加入量过多，活性炭将吸附一部分目标化合物，降低产率。

　　④ 活性炭在水溶液中进行脱色效果最好，它也可在其他溶剂中使用，但在烃类等非极性溶剂中效果较差。

四、重结晶

重结晶是一项重要的实验技术，操作简单，成本低廉，常用于分离和纯化固体化合物，在化学反应的后处理阶段使用广泛，几乎每个药物的合成过程中都需要使用重结晶等技术纯化产物。

1. 重结晶原理

固体有机物在溶剂中的溶解度与温度密切相关。一般情况下，温度越高，溶解度越大。若把固体有机物溶解在热的溶剂中达到饱和，冷却过程中随着溶剂温度的降低，溶质的溶解度也会不断降低，变成过饱和溶液而析出晶体，这个过程称为重结晶。利用被纯化物质及杂质在溶剂中的溶解度不同，可以使被提纯物质从过饱和溶液中析出，而将杂质全部或大部分留在溶液中（若杂质在溶剂中的溶解度极小，则配成饱和溶液后被过滤除去），从而达到纯化目的。

需要注意的是，在任何情况下，提取物中杂质的含量过多都是不利的，杂质太多会影响结晶速率，甚至妨碍晶体的生成。一般重结晶只适用于纯化杂质含量在5％以下的固体有机混合物。

2. 重结晶操作

（1）单一溶剂重结晶

① 选择溶剂。各种化合物在不同溶剂中的溶解度，与其结构、性质有关，重结晶所用溶剂应具备以下条件：

a. 不与被提纯物质起化学反应；

b. 在温度较高时能溶解较多的被纯化物质，而在室温或更低温度时，只能溶解很少量的该种物质；

c. 对杂质的溶解非常大或者非常小（前一种情况是使杂质留在母液中不随被提纯物晶体一同析出；后一种情况是使杂质在热过滤时被滤去）；

d. 溶剂沸点适宜（最好在40～150℃之间），沸点太低易挥发，难以操作，沸点太高挥发性低，不易将晶体表面黏附的溶剂除去；

e. 能生成良好的晶体；

f. 无毒或毒性较小，便于操作，价廉易得；

g. 适当时候可以与其他溶剂混合使用。

② 溶解。将待纯化化合物转入装有磁力搅拌子的圆底烧瓶中，加入少量溶剂，装好球形冷凝管，接上冷凝水（如用水作溶剂，可以在烧杯或锥形瓶中进行）。搅拌加热至沸腾，若化合物未完全溶解，可再适当添加溶剂，一般可比需要量多加20％左右的溶剂，直至被纯化物完全溶解（注意：补加溶剂后，若未溶解固体不减少，应考虑是不溶性杂质，不要再补加溶剂）。若溶液中含有色杂质，待溶液温度降到沸点以下（防止暴沸）加入少量活性炭脱色。

③ 趁热过滤。趁热过滤用于除掉热溶剂中的不溶物（包括脱色用的活性炭）。过滤时由于溶剂的蒸发和温度的降低，饱和溶液中的溶质会在漏斗颈部或滤纸上析出，因此要使用短

颈或无颈漏斗,使用事先准备好的多折折叠滤纸,并配以热水或电加热套,并根据情况酌情将抽滤装置预热。

④ 静置结晶。将滤液室温下静置使之缓缓冷却,析出晶体,再用冷水充分冷却。切记不可用冷水急剧冷却,否则得到的晶体过于细小,由于其表面积很大,吸附的母液和杂质较多。有时因滤液中有焦油状物质或胶状物存在,使结晶难以析出,可用玻璃棒摩擦器壁或投入同一物质的晶种(可用玻棒蘸一些溶液稍干后即会析出晶体),促进晶体的生成。

⑤ 减压抽滤。将滤纸剪成圆形,其直径比布氏漏斗内径略小,将其放入布氏漏斗中→用少量溶剂润湿滤纸→开启水泵并关闭安全瓶上的活塞,将滤纸吸紧→借助玻璃棒,将待分离物分批倒入漏斗中,并用少量滤液洗出黏附在容器上的晶体,一并倒入漏斗中进行减压抽滤直至漏斗颈口无液滴为止→打开安全瓶上的活塞,关闭水泵→用少量溶剂润湿晶体→再次开启水泵进行减压抽滤直至漏斗颈口无液滴为止。

如重结晶溶剂沸点较高,在用原溶剂至少洗涤一次后,可用低沸点的对晶体不溶或微溶的溶剂洗涤,使最后的结晶产物易于干燥。

⑥ 结晶的干燥。测定熔点前,晶体必须充分干燥,否则测定的熔点会偏低。固体干燥的方法很多,包括凉干、烘干、真空干燥等,根据重结晶所用溶剂及结晶的性质选择。

(2)双溶剂重结晶

使用双溶剂重结晶时,第一种溶剂应能将目标化合物在溶剂沸点时完全溶解,第二种溶剂加入到目标化合物在第一种溶剂的饱和溶液中,能够诱导该化合物结晶。

具体操作是:将待纯化化合物转入装有磁力搅拌子的圆底烧瓶中,加入过量第一种溶剂,搅拌加热至沸腾。用预热好的漏斗过滤除去不溶性杂质,然后将溶液冷至室温,逐滴加入第二种溶剂,直到溶液刚出现浑浊。再次加热溶液至沸腾后,继续加入第二种溶剂直至溶液饱和。停止加热,将溶液静置,冷却至室温,再放入冰水浴中析出晶体,洗涤、减压抽滤、干燥同单溶剂重结晶操作。

五、薄层色谱技术

薄层色谱(thin-layer chromatography,TLC)是一种非常有用的跟踪反应的手段,在药物化学实验中常用于判断反应进度、判断化合物纯度,并为使用柱层析纯化化合物甄选合适的洗脱剂。薄层色谱常用的固定相有氧化铝或硅胶,流动相通常为两种或多种有机溶剂的组合。操作时将溶液中的反应混合物点在薄层层析板上,然后利用毛细作用使溶剂(或混合溶剂)沿板向上移动进行展开。极性强的化合物会"粘"在极性的硅胶上,在薄层层析板上移动的距离比较短;而非极性或极性小的物质将会在流动的溶剂相中保留较长的时间从而在薄层层析板上移动较长的距离。

化合物移动的距离大小用 R_f 值(位于 0~1 之间)来表达。其定义为:化合物距离基线(最先点样时已经确定)的距离除以溶剂的前锋距离基线的距离。

薄层色谱的操作步骤如下所述。

1. 铺板

将切割好的玻璃板洗涤干净并晾干,平放在无灰尘降落的水平桌面上,把调制好的吸附剂(一般是 1g 硅胶加 3mL 0.5%~1%的羧甲基纤维素钠溶液)在研钵中研磨混合均匀,以除去吸附剂内的气泡，然后用药匙定量地铺在玻璃板上，薄层的厚度约 0.25 mm，也可用右手拇指和食指轻拿玻璃板的两角，在桌面上轻轻振摇，以加速吸附剂均匀地分布。

2. 薄层层析板的活化

已制备好且完全晾干的薄层层析板，为了提高其分离活性，可以经过活化处理，即将其放置在恒温烘箱中加热。硅胶板一般在 105～110℃ 活化 30～60min，而氧化铝板则要在 200℃ 活化 4h 后才能得到 II 级活性的薄层层析板，于 150～160℃ 活化 4h 只能得到 III～IV 级活性的薄层层析板。

3. 选取合适的溶剂体系

化合物在薄层层析板上移动距离的多少取决于所选取的溶剂不同。在戊烷和己烷等非极性溶剂中，大多数极性物质不会移动，但是非极性化合物会在薄层层析板上移动一定距离。相反，极性溶剂通常会将非极性的化合物推到溶剂的前段而将极性化合物推离基线。一个好的溶剂体系应该使混合物中所有的化合物都离开基线，但并不使所有化合物都到达溶剂前端，R_f 值最好在 0.15～0.85 之间。

4. 展开液的准备

将 1～2mL 选定的溶剂体系倒入展开缸中，展开缸中溶剂的高度以不浸没薄层层析板上点有样品原点的位置为宜，一般高度为 0.5～1cm。为了使溶剂蒸气尽快地达到平衡，在展开缸的内壁可以加衬一块滤纸，以增加溶剂的挥发面积。

5. 点样

在距离薄层层析板底部约 1cm 处用铅笔轻轻（不可划破硅胶面）画条直线作为点样基线。将化合物在基线上进行点样。注意在每块薄层层析板上至少要点两个样点，否则无参照物对比则无法鉴定该化合物。在跟踪反应进行时，一定要点上起始反应物、反应产物以及两者的混合物。

6. 展开

将点好样的薄层层析板放入上述展开缸中，让溶剂向上展开约 90% 的薄板长度。

7. 显色

从展开缸中取出薄层层析板，立即用铅笔标注出溶剂到达的前沿位置。等薄层层析板上的溶剂挥发掉后，放在紫外灯下显色，或使用硫酸乙醇、氨水等显色剂显色，或者根据化合物的特点选择专属性显色剂显色，用铅笔圈出所有化合物斑点的位置。

8. R_f 的计算

根据斑点标记，测量每个斑点距离薄层层析板上铅笔基线的距离，计算每个斑点的 R_f 值，并进行相应的分析。

第二章

药物化学基础性实验

实验一 乙酰苯胺的合成

药物背景知识：

乙酰苯胺又名退热冰，最早用于临床解热镇痛，是磺胺类药物的重要原料。由于乙酰苯胺在使用中发现其具有较大的毒性，逐渐不被临床应用。对氨基酚是乙酰苯胺体内代谢的过程中的氧化代谢产物，亦具有解热镇痛效果，但毒性仍较大。非那西丁是将对氨基酚的羟基乙醚化、氨基乙酰化后的产物，比乙酰苯胺解热镇痛作用强，曾广泛用于临床，但长期服药对肾脏及膀胱有致癌作用，对血红蛋白与视网膜有毒性，目前临床不再使用。对乙酰氨基酚为非那西丁体内代谢产物，其毒性及副作用都较低，临床上广泛用于镇痛和退热。

乙酰苯胺为白色有光泽片状结晶或白色结晶粉末，在水中重结晶析出呈正交晶片状，无嗅或略有苯胺及乙酸气味，遇酸性或碱性水溶液易分解成苯胺及乙酸。乙酰苯胺微溶于冷水，溶于热水、甲醇、乙醇、乙醚、氯仿，在水中溶解度受温度影响较大，随温度升高溶解度增大。

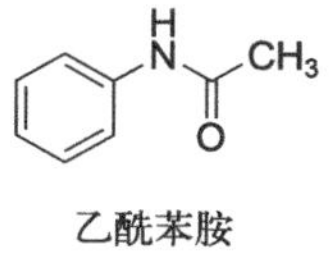

乙酰苯胺 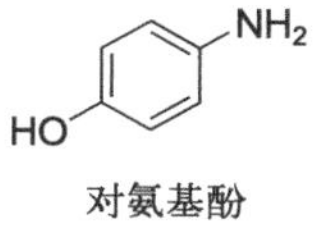　　　　　　对氨基酚 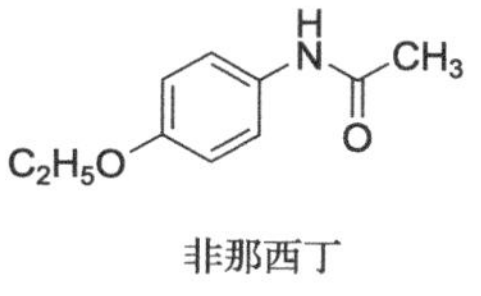　　　　　　非那西丁 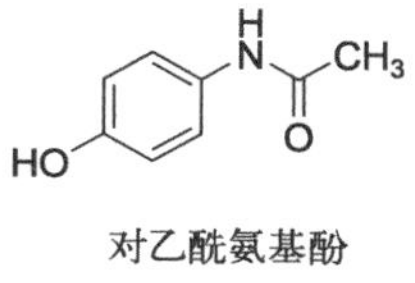　　　　　　对乙酰氨基酚

一、实验目的

1.学习并掌握乙酰苯胺的制备原理和方法。

2.理解芳胺的酰化在有机合成中的作用和意义。

3.熟悉和巩固重结晶的操作方法。

二、合成路线

乙酰苯胺的合成以苯胺作原料，经酰化反应得乙酰苯胺，常用的酰化剂为乙酰氯、乙酸酐或乙酸。乙酰氯反应活性较高，易发生水解反应，对反应条件要求较严格，副反应多且价格昂贵，工业生产应用较少。实验中一般采用乙酸酐与苯胺酰化制备乙酰苯胺。使用乙酸作酰化剂，反应较慢，其反应路线如下：

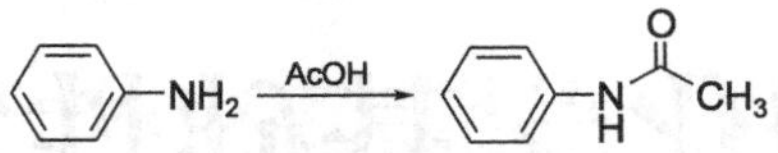

三、实验器材

1. 实验仪器

磁力搅拌器、搅拌子、圆底烧瓶（50mL）、韦氏分馏柱、球形冷凝管、直形冷凝管、蒸馏头、温度计、温度计套管、接引管、烧杯（100mL）、布氏漏斗、乳胶管、循环水真空泵。

2. 主要实验试剂理化常数

实验中主要试剂理化常数见表 2-1。

表 2-1　主要实验试剂的理化常数

名称	结构式	CAS 号	分子式	分子量	沸点或熔点	性状和溶解性
苯胺	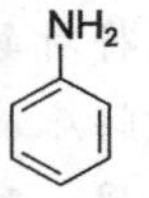	62-53-3	C_6H_7N	93.13	m. p. $-6℃$	无色或微黄色油状液体，微溶于水，溶于乙醇、乙醚、氯仿
乙酸	CH_3COOH	64-19-7	$C_2H_4O_2$	60.05	b. p. $117\sim118℃$	无色至淡黄色液体，可混溶于苯、氯仿、四氯化碳等有机溶剂
乙酰苯胺	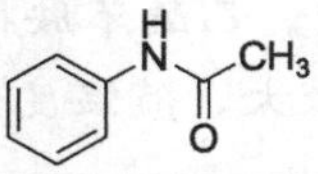	103-84-4	C_8H_9NO	135.163	m. p. $113\sim115℃$	微溶于冷水，易溶于热水和乙醇

四、实验方法

（一）乙酰苯胺的制备

1. 实验原理

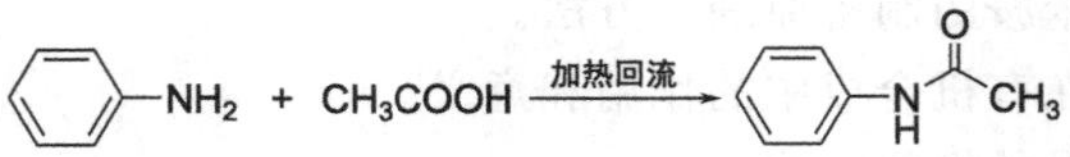

2. 实验装置

制备乙酰苯胺的实验装置图见图 2-1。

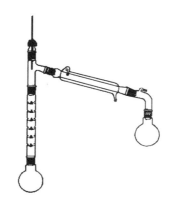

图 2-1　制备乙酰苯胺的实验装置图

3. 原料规格及投料量

实验中原料规格及投料量见表 2-2。

表 2-2　实验中所用原料规格及投料量

试剂名称	规格	投料量	用途
苯胺	化学纯	5mL（0.025mol）	反应物
冰醋酸	化学纯	7.4mL（0.129mol）	酰化试剂
锌粉	化学纯	0.1g	抗氧化剂

4. 实验操作

（1）在 50mL 圆底烧瓶中，依次加入 5mL 苯胺、7.4mL 冰醋酸和 0.1g 锌粉。加入搅拌子，装上分馏柱和温度计，接上冷凝管，安装成蒸馏装置，缓慢加热至微沸状态。15min后，逐渐升高温度，将反应过程中生成的水和少量乙酸缓慢、恒速蒸出（约 1h），直至反应生成的水和大部分乙酸已蒸出。

（2）当反应瓶中有阵阵白雾产生、温度计所示温度下降时，表明反应基本完成，此时关掉加热电源，停止加热。剧烈搅拌下，将反应混合物立即倒入盛有 100mL 冰水的烧杯，继续搅拌，并冷却烧杯，使粗乙酰苯胺（呈细粒状）完全析出，避免产物结块。

（3）用布氏漏斗抽滤析出固体，再用 5～10mL 冷水洗涤以去除残留的酸液，冷水洗涤2～3 次然后压紧，烘干，得乙酰苯胺粗品。

【注释】

白雾产生的原因：在反应快结束时，反应所生成的水基本都蒸出了，温度会突然变低，乙酸分子就凝结成了小液滴，也就是出现的白雾。

（二）乙酰苯胺的重结晶

1. 实验原理

本实验中待纯化样品乙酰苯胺在不同温度的 100mL 水溶液中，溶解度存在较大差异，具体见表 2-3。

表 2-3　粗品乙酰苯胺在不同温度下的溶解度

温度	25℃	50℃	80℃	100℃
溶解度/（g/100mL）	0.52	1.25	4.5	6.5

2. 实验装置

乙酰苯胺重结晶实验装置图见图 2-2。

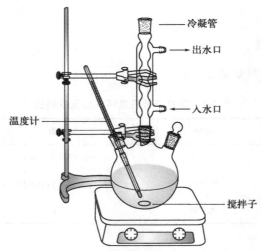

图 2-2　乙酰苯胺重结晶实验装置图

3. 原料及投料量

重结晶过程中所用原料规格及投料量见表 2-4。

表 2-4　重结晶过程所需试剂规格及投料量

试剂名称	投料量	用途
乙酰苯胺（粗品）	2.5g	实验方法（一）中制得产物
活性炭	0.5g	脱色剂
蒸馏水	50mL	重结晶溶剂

4. 实验操作

（1）取 100mL 三颈瓶，采用加热回流装置，将实验所得粗产品 2.5g 用 50mL 水溶解重结晶（约 20mL/g），三颈瓶中加入 2～3 粒沸石，加热使其沸腾，至固体全部溶解。

（2）稍微冷却后加入 1/3 药匙（约 0.5g）活性炭，搅拌或摇动使其混合均匀；继续加热，微沸 5～10min；趁热抽滤，收集滤液。

（3）滤液自然冷却至室温使晶体慢慢析出，结晶完成后，用抽滤装置进行减压抽滤；关掉真空泵，用少量冷水润湿晶体，后用少量冷水洗涤 1～2 次；再次抽干后置于烘箱中干燥。

（4）干燥称重，测熔点，计算收率，将产物送到指导老师指定的产品回收处。

【注释】

粗产品用水做重结晶实验，产品需完全溶解，如果有未溶解的油珠，需适量补加热水，直至油珠完全溶解。

五、注意事项

1.苯胺为无色油状液体，久置的苯胺由于氨基被氧化，可能颜色会变深。

2.加锌粉是为了防止苯胺氧化，但是锌粉不能加得过多，否则后处理中会出现不溶于水的氢氧化锌。

3.溶液沸腾时不要加入活性炭，否则会引起暴沸和冲料。

六、实验思考题

1.由苯胺制备乙酰苯胺，有哪几种酰化剂？各有什么特点？

2.合成乙酰苯胺时，反应达到终点时为什么会出现温度计读数的上下波动？

3.合成乙酰苯胺时，锌粉起什么作用？加多少合适？

七、实验小结

通过本实验，掌握酰化操作，进一步巩固和掌握重结晶操作的基本原理和方法。

参考文献

[1] 强根荣，王红，杨振平. 乙酰苯胺制备及重结晶教学实验的研究与实践[J]. 实验室研究与探索，2020，39(4)：182-186.

[2] 梁向晖，毛秋平，钟伟强. 乙酰苯胺制备实验的改进[J]. 化学教育(中英文)，2018，39(4)：35-37.

[3] 沈小雷，夏明芳，谭凤宜. 乙酰苯胺的合成[J]. 精细石油化工进展，2002，3(8)：49-50.

实验二　阿司匹林的合成

药物背景知识：

早在 18 世纪，人们就注意到从柳树皮中提取的水杨酸有解热镇痛作用，不过对胃肠道刺激性较大。水杨酸是一种具有双官能团的化合物，结构中含有一个酚羟基，一个羧基。羧基和羟基都可以发生酯化，还可以形成分子内氢键，阻碍酰化和酯化反应的发生。19 世纪末，人们合成了乙酰水杨酸，即阿司匹林，这是一种常用的解热镇痛药，广泛应用于伤风、感冒、头痛、神经痛、关节炎、风湿病及类风湿病等的治疗。近年来发现它还能抑制血小板中血栓素的合成，具有强效的抗血小板凝聚作用，能阻止血栓形成。

阿司匹林为白色结晶或结晶性粉末，无嗅或微带醋酸味。微溶于水，溶于乙醇、乙醚、氯仿，也溶于较强的碱性溶液，同时分解。熔点为 135～140℃。

水杨酸　　　　　　阿司匹林

一、实验目的

1.熟悉阿司匹林的性状、特点和化学性质。
2.掌握酰化反应的原理和实验操作。
3.熟悉有机化合物的分离、提纯的方法。

二、合成路线

阿司匹林的合成目前主要是以水杨酸为原料，在催化剂的作用下经乙酰化制得。浓硫酸催化法是经典制备方法，其工艺成熟，但收率较低（65％～70％），副反应多，产品品质不好，腐蚀设备，有排酸污染。目前已报道的催化活性高、环保型的催化剂大体可分为酸性催化剂（磷酸、对甲苯磺酸、草酸等）、碱性催化剂（吡啶、碳酸钠等）和其他类型催化剂（维生素 C、分子筛等）。引入酰基的试剂称为酰化试剂，常用的乙酰化试剂有乙酰氯、乙酸酐、冰醋酸等。本实验中采用传统法来合成阿司匹林，以浓硫酸作为催化剂，选用经济合理且反应较快的乙酸酐作酰化试剂，与水杨酸的酚羟基发生酰化作用形成酯，得到乙酰水杨酸（阿司匹林）。

三、实验器材

1. 实验仪器

三颈瓶（标准口，50mL）、烧杯（100mL、250mL）、量筒（10mL）、锥形瓶（50mL）、抽滤瓶、布氏漏斗、球形冷凝管（标准口）、温度计、磁力搅拌器、循环水真空泵。

2. 主要实验试剂理化常数

阿司匹林合成中主要实验试剂的理化常数见表 2-5。

表 2-5　阿司匹林合成中主要试剂的理化常数

名称	结构式	CAS 号	分子式	分子量	沸点或熔点	溶解性
水杨酸		69-72-7	$C_7H_6O_3$	138.12	b. p. 210℃；m. p. 159℃	微溶于水，在沸水中溶解，易溶于乙醇、乙醚、氯仿
乙酸酐		108-24-7	$C_4H_6O_3$	102.09	b. p. 140℃；m. p. −73℃	溶于乙醚、氯仿，缓慢溶于水形成乙酸
阿司匹林		50-78-2	$C_9H_8O_4$	180.16	m. p. 135～140℃	微溶于水，溶于乙醇、乙醚、氯仿

四、实验方法

（一）阿司匹林的制备

1. 实验原理

阿司匹林的制备以水杨酸为原料，在浓硫酸催化下经乙酸酐乙酰化制得。

2. 实验装置

阿司匹林制备的实验装置图见图 2-3。

3. 原料规格及投料量

阿司匹林制备中所需原料规格及投料量见表 2-6。

表 2-6　阿司匹林制备所需原料规格及投料量

试剂名称	规格	投料量	用途
水杨酸	化学纯	4.0g（0.029mol）	反应物
乙酸酐	化学纯	10mL（0.1mol）	酰化试剂

试剂名称	规格	投料量	用途
浓硫酸	化学纯	5～7 滴	催化剂
蒸馏水	三级	100mL	析晶

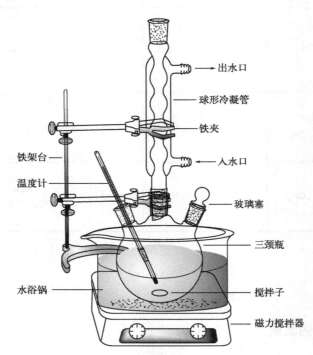

图 2-3　阿司匹林制备实验装置图

4. 实验操作

（1）在干燥的 50mL 三颈瓶中，加入水杨酸 4.0g，乙酸酐 10mL，然后用滴管加入浓硫酸 5～7 滴，缓缓地旋摇三颈瓶，使水杨酸溶解。

（2）将三颈瓶放在水浴上，慢慢加热至 85～95℃，维持温度 25min。然后将三颈瓶取下，使其慢慢冷却至室温。

（3）在 250mL 烧杯中加入 100mL 冷水，边搅拌边将反应后的溶液加入该烧杯中，并把该烧杯转移至冰水浴中冷却。待充分冷却后，大量固体析出，抽滤得到固体，冰水洗涤，并尽量压紧抽干，得到阿司匹林粗品。

【注释】

[1] 阿司匹林的制备也可直接以锥形瓶为反应器，置于恒温水浴锅中，但要注意避免水蒸气进入锥形瓶中，以防止乙酸酐和生成的阿司匹林水解。

[2] 浓硫酸具有腐蚀性，使用时应格外小心。目前已有多种可替代催化剂，但出于成本考虑，实验室制备阿司匹林仍使用浓硫酸。

[3] 也可使用乙酰氯作为酰化试剂，但乙酰氯反应快，不易控制，价格较高，且会产生

氯化氢气体，需进行尾气处理。故本实验使用反应较快、价格便宜、无须尾气处理的乙酸酐作为酰化试剂。

［4］若冷却过程中没有阿司匹林结晶析出或结晶析出不够完全，可以用玻璃棒轻轻摩擦烧杯内壁，以促进结晶析出完全。

（二）阿司匹林的纯化

1. 实验原理

在得到乙酰水杨酸粗品后，反应体系中还有反应副产物和未反应完全的原料、催化剂等，必须经过纯化处理才能得到纯品。可能存在于最终产物中的杂质是水杨酸本身，这是由于乙酰化反应不完全或者由于产物在分离步骤中发生分解造成的。水杨酸可以在最后的重结晶中得到分离。

在反应过程中，阿司匹林会自身缩合，形成一种聚合物：

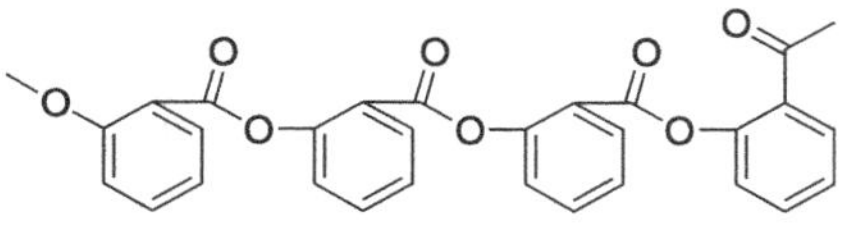

聚合物

乙酰水杨酸可以与碳酸氢钠反应生成水溶性钠盐，而副产物聚合物不能溶于碳酸氢钠溶液，这种性质上的差别可用于乙酰水杨酸的纯化，同时会有 CO_2 气体放出。

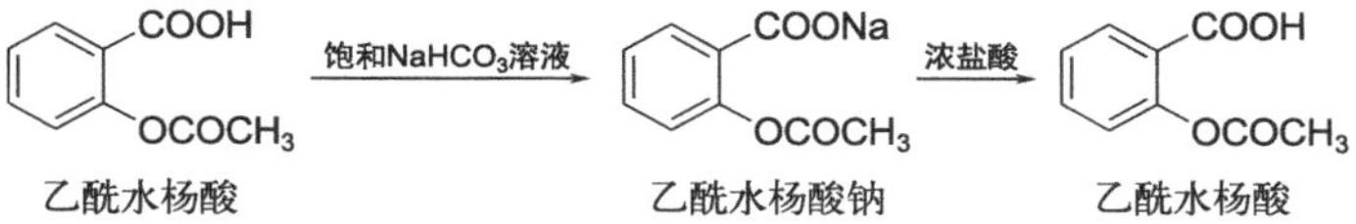

$$CH_3COOH + NaHCO_3 \longrightarrow CH_3COONa + H_2O + CO_2\uparrow$$

2. 原料规格及投料量

阿司匹林纯化中所需原料规格及投料量见表 2-7。

表 2-7　阿司匹林纯化中所需原料及投料量

试剂名称	规格	投料量	用途
饱和 $NaHCO_3$ 水溶液	自制	50mL	反应物
浓盐酸	化学纯	8～10mL	反应物

3. 实验操作

（1）将粗品放在 250mL 烧杯中，加入饱和 $NaHCO_3$ 水溶液 50mL。搅拌到没有二氧化碳放出为止（无气泡放出，嘶嘶声停止）。溶液中有不溶的固体存在。真空抽滤，除去不溶物并用少量水洗涤。

（2）另取一只 100mL 烧杯，加入浓盐酸 4～5mL 和水 10mL，混匀。将上述得到的滤液缓慢、分多次倒入烧杯中，边倒边搅拌，阿司匹林从溶液中析出。将烧杯放入冰水浴中冷却，抽滤固体，并用冷水洗涤，压紧抽干固体，得到阿司匹林，干燥称重，计算收率。

（3）测熔点，将产物送到指导老师指定的产品回收处。

【注释】

如果将滤液加入盐酸后，仍没有固体析出，测一下溶液的 pH 是否呈酸性，如果不是，再补加盐酸至溶液 pH＝2 左右，会有固体析出。

五、注意事项

1. 仪器要全部干燥，防止乙酸酐和生成的阿司匹林水解。

2. 反应温度不能过高，否则会加快副产物的生成。

3. 抽滤时洗涤用水要少。

4. 当在阿司匹林粗品中加入饱和 $NaHCO_3$ 水溶液时，会产生大量的气泡，应分批少量地加入，一边加一边搅拌，以防气泡产生过多引起溶液外溢。

5. 抽滤结束后，先拔掉胶管，再关闭真空水泵，以防真空水泵中的水倒吸入抽滤瓶中。

六、实验思考题

1. 此反应除了聚合物还有什么其他副产物？

2. 本实验是否可以使用乙酸代替乙酸酐？

3. 如何简便地检验产品中是否含有未反应完全的水杨酸？

七、实验小结

通过本实验，掌握酰化反应的原理和实验操作，熟悉有机化合物分离、提纯的方法。

参考文献

[1] 文瑞明，刘长辉，游沛清，等. 阿司匹林合成的研究进展[J]. 长沙大学学报，2009，23(5)：30-33.

[2] 耿小亮. 阿司匹林合成工艺简介及改进研究[J]. 中国科技博览，2012(35)：650.

[3] 常帅，冯伟，邢宏娜，等. 阿司匹林的合成及表征[J]. 山东化工，2022，51(6)：50-57.

实验三 依达拉奉的合成

药物背景知识：

依达拉奉（Edaravone）是一种低分子自由基清除剂和抗氧化剂，可清除自由基，抑制脂氧合酶活性，抑制脂质过氧化，从而抑制脑细胞、血管内皮细胞、神经细胞的氧化损伤，临床用于改善急性脑梗死所致的神经病变、日常生活活动能力和功能障碍。在生理 pH 值条件下，约50%依达拉奉以阴离子形式存在，该形式被认为具有极强的自由基清除能力。依达拉奉作为自由基清除剂能降低羟基自由基的浓度，对抗羟基自由基及铁离子引起的脂质过氧化的活性，可防止血管内皮细胞损伤，抑制迟发型神经细胞死亡，减轻脑缺血神经元的损伤。依达拉奉化学名为3-甲基-1-苯基-2-吡唑啉-5-酮，为白色或类白色结晶性粉末，pK_a 为 6.9 ± 0.1，熔点为 $126 \sim 128$℃，沸点为 (333.0 ± 11.0)℃。极微溶于水，溶于热水、醇、酸、碱，微溶于苯，不溶于醚、石油醚，临床常用其注射液。

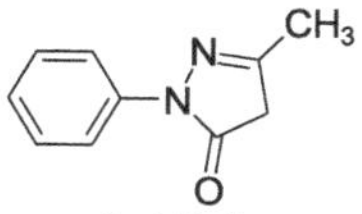

依达拉奉

一、实验目的

1. 了解依达拉奉的性质以及临床应用。
2. 了解依达拉奉合成的缩合反应原理。
3. 掌握依达拉奉缩合合成的实验操作。

二、合成路线

依达拉奉可由苯肼和丁酮酰胺在水中于50℃经缩合反应得到，也可由苯肼和乙酰乙酸乙酯在乙醇或水中经回流反应得到。由于丁酮酰胺具有刺激性气味，不稳定，长时间贮存易变质，所以由丁酮酰胺合成依达拉奉的产品中，副产物较多。因此合成依达拉奉常用苯肼和乙酰乙酸乙酯缩合制备。反应合成路线如下：

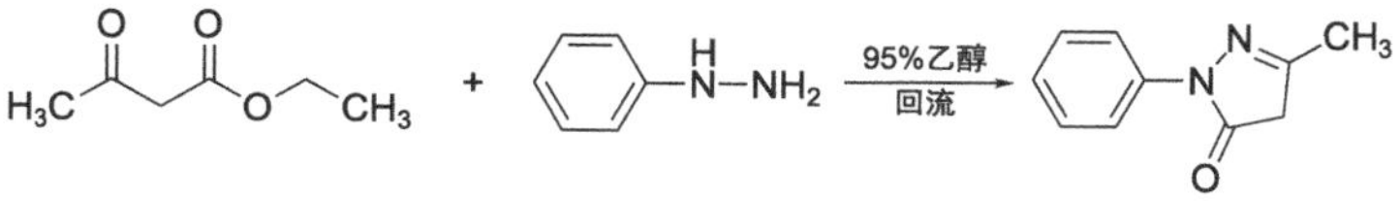

三、实验器材

1. 实验仪器

三颈瓶（标准口，50mL、250mL）、烧杯（50mL）、量筒（10mL）、抽滤瓶、布氏漏斗、球形冷凝管（标准口）、温度计、磁力搅拌器、干燥管、恒压滴液漏斗、循环水真空泵。

2. 主要实验试剂理化常数

依达拉奉合成中的主要实验试剂的理化常数见表2-8。

表 2-8 依达拉奉合成中主要试剂的理化常数

名称	结构式	CAS号	分子式	分子量	沸点或熔点	溶解性
乙酰乙酸乙酯	H₃C 结构 CH₃	141-97-9	$C_6H_{10}O_3$	130.14	b. p. 181℃	无色或淡黄色液体，可混溶于苯、氯仿、四氯化碳等有机溶剂
苯肼	结构 H–NH₂	100-63-0	$C_6H_8N_2$	108.14	b. p. 238～241℃	微溶于冷水，易溶于热水和乙醇溶液
依达拉奉	结构 CH₃	89-25-8	$C_{10}H_{10}N_2O$	174.2	m. p. 126～128℃ b. p. 333℃	极微溶于冷水，溶于热水、醇、酸、碱

四、实验方法

1. 实验原理

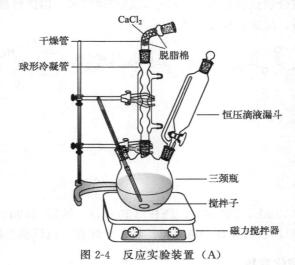

2. 实验装置

依达拉奉合成反应装置见图 2-4 及图 2-5。

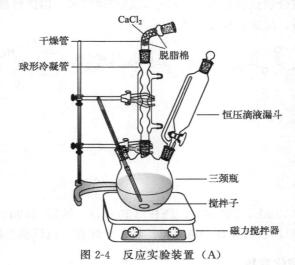

图 2-4　反应实验装置（A）

3. 原料规格及投料量

依达拉奉合成中所需原料规格和投料量见表 2-9。

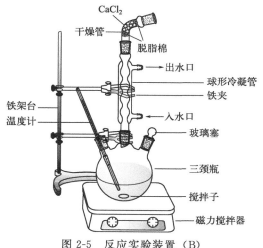

图 2-5　反应实验装置（B）

表 2-9　依达拉奉合成中所需原料规格和投料量

试剂名称	规格	投料量	用途
乙酰乙酸乙酯	化学纯	26.2mL（0.25mol）	反应物
苯肼	化学纯	29.5mL（0.25mol）	反应物
乙醇	化学纯	125mL	溶剂
活性炭	—	0.5g	脱色剂

4. 实验操作

（1）在 250mL 三颈瓶中加入乙醇（40mL）、苯肼（29.5mL，0.25mol），安装上回流冷凝装置，加热搅拌，升温到 50℃时滴加乙酰乙酸乙酯（26.2mL，0.25mol），升温至回流反应 5h 后停止加热，反应完毕，放置过夜析晶。

（2）将反应液减压抽滤，粗品加入 75mL 乙醇，加热回流至完全溶解，稍微冷却，加入 0.5g 活性炭脱色，加热回流 15min，趁热过滤，滤液室温放置析晶。

（3）抽滤固体，60℃干燥，得依达拉奉白色结晶，称重，测熔点，计算收率。

五、注意事项

1. 仪器安装时选好主要仪器高度，按先下后上、先左后右的安装顺序。
2. 缓慢加热，控制加热速度，控制回流比。
3. 控制好乙酰乙酸乙酯滴加速度。
4. 加入活性炭脱色时，活性炭用量一般是粗固体量的 3%～10%。
5. 抽滤完成后，先抽掉抽滤瓶接管，后关闭真空泵，防止倒吸污染药品。

六、实验思考题

1. 依达拉奉的合成可由苯肼和丁酮酰胺或者由苯肼与乙酰乙酸乙酯缩合而成，这两种方法的优缺点是什么？

2.成环反应为什么要求无水操作？

3.影响依达拉奉收率的主要因素有哪些？

七、实验小结

通过本实验，掌握药物合成中缩合试剂的选择和缩合反应的注意事项，进一步熟悉依达拉奉的性质以及临床应用。

参考文献

[1] 王箐. 治疗缺血性脑卒中新药——依达拉奉[J]. 中国药房，2004，15(6)：370-371.

[2] 李检生，杨友松. 新型自由基清除剂依达拉奉的脑保护作用[J]. 国际神经病学神经外科杂志，2006，32(2)：125-128.

[3] Lin M, Katsumura Y, Hata K, et al. Pulse radiolysis study on free radical scavenger edaravone (3-methyl-1-phenyl-2-pyrazolin-5-one)[J]. Journal of Photochemistry and Photobiology B: Biology，2007，89(1)：36-43.

[4] Watanabe T, Tahara M, Todo S. The novel antioxidant edaravone: from bench to bedside[J]. Cardiovascular therapeutics，2008，26(2)：101-114.

实验四　烟酸的合成

药物背景知识：

烟酸的化学名为吡啶-3-羧酸，又称维生素 B_5，是 B 族维生素中的一种，富集于酵母、米糠之中，临床可用于防治糙皮病，也可用作血管扩张药，并大量用作食品和饲料的添加剂。作为医药中间体，烟酸可用于烟酰胺、尼可刹米及烟酸肌醇酯的生产。

烟酸熔点为 236～239℃，呈白色结晶或结晶性粉末，无嗅或有微嗅，味微酸，水溶液显酸性，在沸水或沸乙醇中溶解、在水中略溶、在乙醇中微溶、在乙醚中几乎不溶、在碳酸钠溶液或氢氧化钠溶液中易溶。

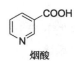

烟酸

一、实验目的

1.掌握高锰酸钾氧化法对芳烃的氧化原理及实验方法。

2.熟悉酸碱两性有机化合物的分离纯化技术。

3.了解烟酸的合成路线。

二、合成路线

最初工业化通过氧化尼古丁合成烟酸，后来大多采用喹啉、3-甲基吡啶等烷基吡啶为原料，经化学或电化学氧化合成烟酸。

方法一：以喹啉为原料

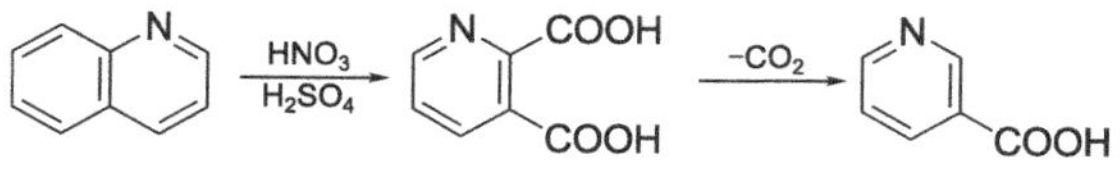

该方法合成路线长，所用试剂为腐蚀性强酸，对环境不友好。

方法二：以 3-甲基吡啶为原料

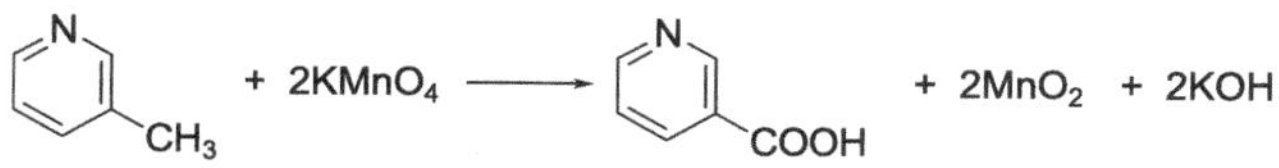

本实验采用此方法，利用高锰酸钾的强氧化性制备烟酸。

三、实验器材

1. 实验仪器

三颈瓶（250mL）、圆底烧瓶（250mL）、烧杯（500mL）、量筒（25mL）、抽滤瓶、布氏漏斗、球形冷凝管（标准口）、温度计、磁力搅拌器、干燥管、循环水真空泵。

2. 主要实验试剂理化常数

烟酸合成中主要实验试剂的理化常数见表 2-10。

表 2-10　烟酸合成中主要实验试剂的理化常数

名称	结构式	CAS号	分子式	分子量	沸点或熔点	溶解性
3-甲基吡啶	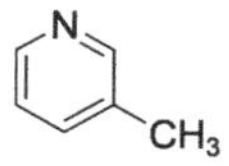	108-99-6	C_6H_7N	93.13	b. p. 144℃	溶于水，溶于乙醇、乙醚等多数有机溶剂
烟酸	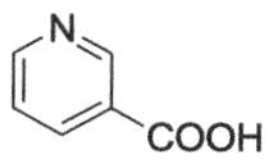	59-67-6	$C_6H_5NO_2$	123.11	m. p. 236~239℃	呈白色结晶或结晶性粉末，无嗅或有微嗅，味微酸，水溶液显酸性，在沸水或沸乙醇中溶解、在水中略溶、在乙醇中微溶、在乙醚中几乎不溶

四、实验方法

1. 实验原理

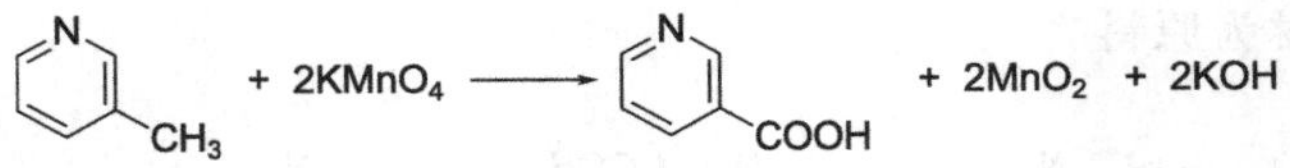

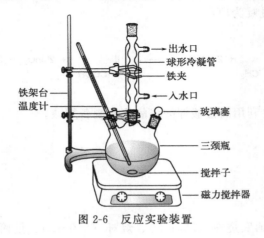

2. 实验装置

烟酸合成中的反应装置（图 2-6）和蒸馏装置（图 2-7）如下所示。

出水口
球形冷凝管
铁夹
铁架台
温度计
入水口
玻璃塞
三颈瓶
搅拌子
磁力搅拌器

图 2-6　反应实验装置

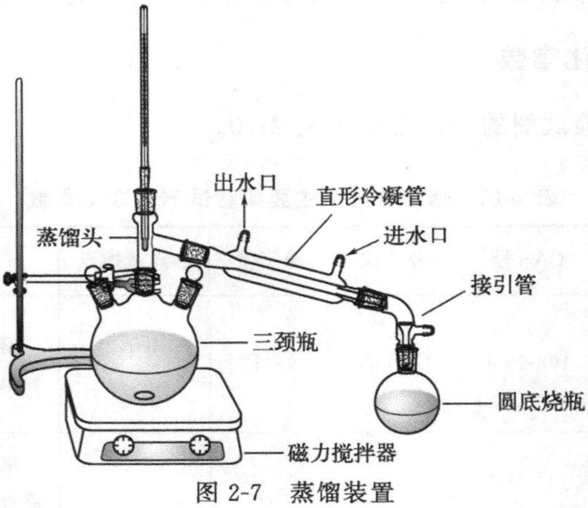

出水口
蒸馏头
直形冷凝管
进水口
接引管
三颈瓶
圆底烧瓶
磁力搅拌器

图 2-7　蒸馏装置

3. 原料规格及投料量

烟酸合成中所需原料的规格及投料量见表 2-11。

表 2-11　烟酸合成中所需原料的规格及投料量

试剂名称	规格	投料量	用途
3-甲基吡啶	化学纯	5g（0.054mol）	反应物
高锰酸钾	化学纯	17g（0.108mol）	反应物
蒸馏水	化学纯	200mL	反应溶剂
浓盐酸	化学纯	适量	pH 调节剂
活性炭	工业纯	适量	脱色剂

4. 实验操作

（1）在配有回流冷凝管、温度计和磁力加热搅拌装置的三颈瓶中。加入 3-甲基吡啶 5g、蒸馏水 200mL，加热至 85℃。在搅拌下，分批加入高锰酸钾 17g，控制反应温度在 85～90℃，加毕，继续搅拌反应 1h。

（2）停止反应，改成蒸馏装置，蒸出水及未反应的 3-甲基吡啶，至馏出液呈现不浑浊为止，约蒸出 130mL 水，停止蒸馏，趁热过滤，用 12mL 沸水分 3 次洗涤滤饼（二氧化锰），弃去滤饼，合并滤液与洗液，得烟酸钾水溶液。

（3）将烟酸钾水溶液移至 500mL 烧杯中，用滴管滴加浓盐酸调 pH 值至 3～4（烟酸的等电点约 3.4，注意用精密 pH 试纸检测），冷却析晶，过滤，抽干，得烟酸粗品。

（4）将粗品移至 250mL 圆底烧瓶中，加粗品 5 倍量的蒸馏水，加热，轻轻振摇使其溶解。稍冷，加活性炭适量，加热至沸腾，脱色 10min。趁热过滤，慢慢冷却析晶，过滤，滤饼用少量冷水洗涤，抽干，干燥，得无色针状结晶烟酸纯品，溶点 236～239℃。

五、注意事项

1. 粗品慢慢冷却结晶，有利于减少氯化钾在产物中的夹杂量。
2. 氧化反应若完全，二氧化锰沉淀滤去后，反应液不再显紫红色。如果显紫红色，可加少量乙醇，温热片刻，紫色消失后，重新过滤。
3. 精制过程中加入活性炭的量可由粗品的颜色深浅来定，若颜色较深可适当多加一些。

六、实验思考题

1. 氧化反应若反应完全，反应液呈什么颜色？
2. 为什么加乙醇可以除去剩余的高锰酸钾？
3. 在产物处理过程后，为什么要将 pH 值调至烟酸的等电点？
4. 本实验在烟酸精制过程中为什么要强调缓慢冷却结晶处理？冷却速度过快会造成什么后果？

七、实验小结

通过本实验，了解氧化试剂的选择与无水操作的注意事项，了解氧化反应在药物合成反应中的应用。

参考文献

[1] 何轶. 烟酸的绿色合成与催化剂研究[D]. 杭州：浙江工业大学，2004.

[2] 王佳，吴李瑞，史玉龙，等. 烟酸合成及应用研究进展[J]. 安徽化工，2019. 45(3)：13-15.

第三章

药物化学综合性实验

实验五　对乙酰氨基酚的合成

药物背景知识：

　　对乙酰氨基酚（扑热息痛），是目前苯胺类化合物中唯一在临床应用的解热镇痛药，系乙酰苯胺或非那西丁在体内的代谢产物。对乙酰氨基酚的解热镇痛作用与非那西丁相仿，解热效果与阿司匹林相似，但消炎效果较阿司匹林差。它对胃无刺激作用，故适宜胃病患者使用，可用于治疗发热、头痛、关节痛、肌肉痛和神经痛等。

　　对乙酰氨基酚为白色结晶或结晶性粉末，无嗅，味微苦。在热水或乙醇中易溶，在丙酮中溶解，在冷水中略溶。熔点为 $168\sim172℃$。

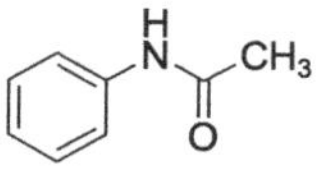

乙酰苯胺 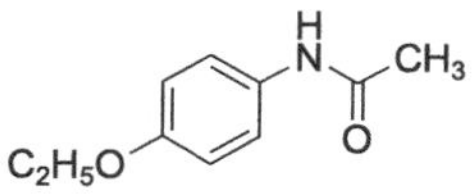　　　　　　　　非那西丁 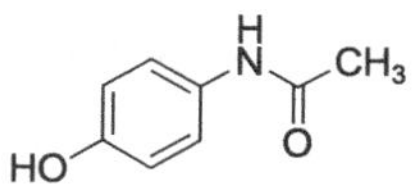　　　　　　　　对乙酰氨基酚

一、实验目的

　　1.掌握对乙酰氨基酚的性状、特点和化学性质。
　　2.掌握酰化反应的原理和酰化剂的选择。

二、合成路线

　　对乙酰氨基酚的合成方法很多。可以苯酚、对硝基酚等为原料进行合成。
　　方法一：以苯酚为原料，经乙酰化、Fries重排、肟化、Beckmann重排得到对乙酰氨基酚。

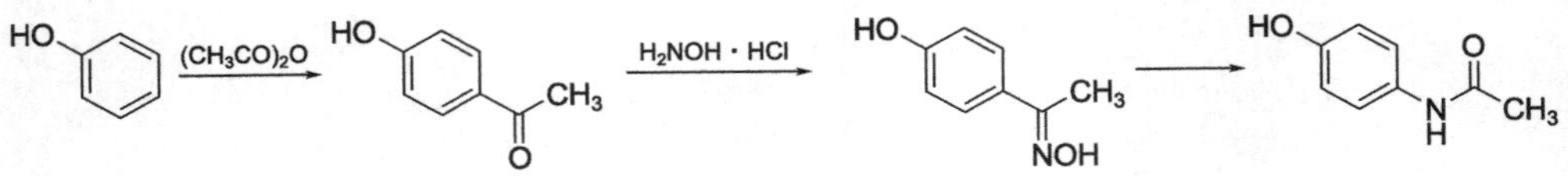

或以苯酚为原料，在多聚磷酸（PPA）中与硝基乙烷反应得对乙酰氨基酚：

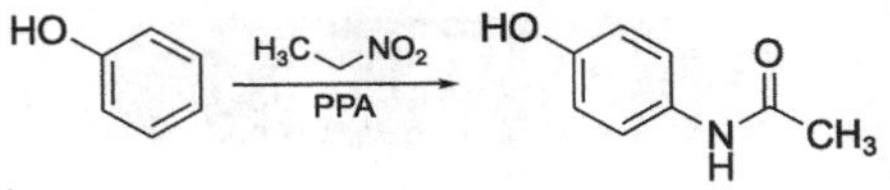

方法二：以对硝基酚为原料，通过铁粉将硝基还原成氨基，得到对氨基酚，再经乙酸酐酰化得到对乙酰氨基酚。

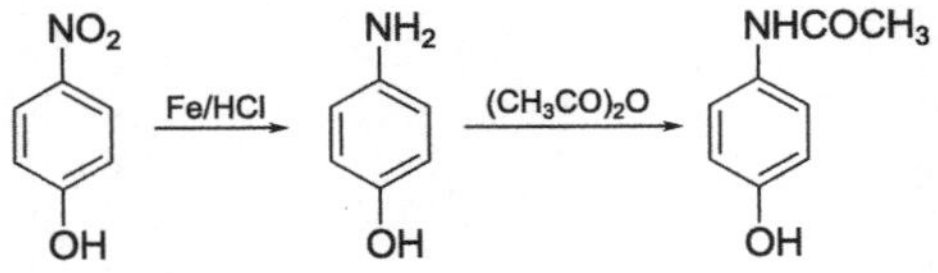

本实验直接采用制备过程中的中间体——对氨基酚作为原料，经乙酸酐酰化得到对乙酰氨基酚。

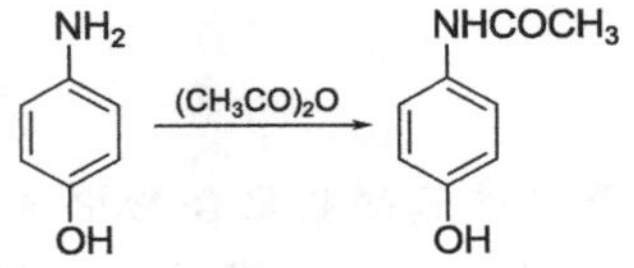

三、实验器材

1. 实验仪器

三颈瓶（标准口，100mL）、烧杯（100mL）、量筒（50mL）、抽滤瓶、布氏漏斗、球形冷凝管（标准口）、温度计、磁力搅拌器、恒压滴液漏斗、循环水真空泵。

2. 主要实验试剂理化常数

对乙酰氨基酚合成中主要实验试剂的理化常数见表 3-1。

表 3-1　对乙酰氨基酚合成过程中主要实验试剂的理化常数

名称	结构式	CAS 号	分子式	分子量	沸点或熔点	溶解性
对氨基酚	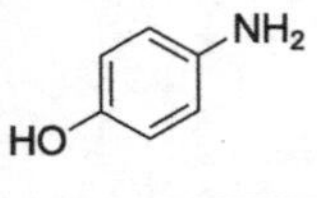	123-30-8	C_6H_7NO	109.126	m. p. 189.6～190.2℃	溶于乙醇、乙醚、水，微溶于氯仿、苯、石油醚
乙酸酐	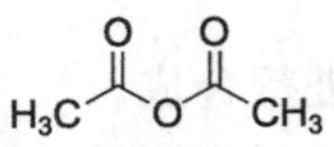	108-24-7	$C_4H_6O_3$	102.09	b. p. 140℃；m. p. −73℃	溶于乙醚、氯仿，缓慢溶于水形成乙酸

名称	结构式	CAS 号	分子式	分子量	沸点或熔点	溶解性
对乙酰氨基酚	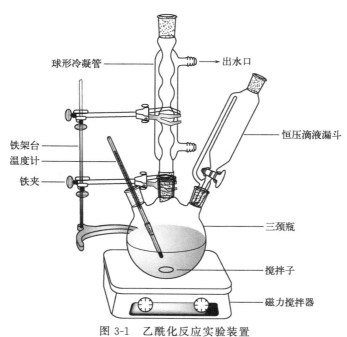	103-90-2	$C_8H_9NO_2$	151.16	m.p. 168	略溶于冷水，易溶于热水和乙醇溶液，溶于丙酮

四、实验方法

（一）对乙酰氨基酚的制备

1. 实验原理

以对氨基酚作为原料，经乙酸酐酰化得到对乙酰氨基酚。

2. 实验装置

对乙酰氨基酚合成中乙酰化反应实验装置图见图 3-1。

球形冷凝管 —— 出水口

恒压滴液漏斗

铁架台
温度计
铁夹

三颈瓶

搅拌子

磁力搅拌器

图 3-1　乙酰化反应实验装置

3. 原料规格及投料量

对乙酰氨基酚制备中原料规格及投料量见表 3-2。

表 3-2　对乙酰氨基酚制备中原料规格及投料量

试剂名称	规格	投料量	用途
对氨基酚	化学纯	11g（0.1mol）	反应物
乙酸酐	化学纯	12mL（0.13mol）	乙酰化试剂
蒸馏水	三级	30mL	溶剂

4. 实验操作

（1）在干燥的 100mL 三颈瓶中，加入 11g 对氨基酚和 30mL 蒸馏水，开启搅拌，加热到 50℃。

（2）通过恒压滴液漏斗逐滴加入 12mL 乙酸酐，控制滴加速度在 30min 完成，然后升温至 80℃，维持 2h。

（3）冷却至室温，即有固体析出，待结晶析出完全后，抽滤，用冷水洗涤滤饼 2 次，抽干得到对乙酰氨基酚粗品。

【注释】

[1] 用作原料的对氨基酚应为白色或淡黄色颗粒状结晶。

[2] 酰化反应中加水 30mL，虽然有水存在，但乙酸酐可选择性地酰化氨基而不与羟基反应。若以冰醋酸代替，则难以控制，反应时间长且产品质量差。

（二）对乙酰氨基酚的精制

1. 实验装置

粗品对乙酰氨基酚的精制实验装置见图 3-2。

2. 原料规格及投料量

对乙酰氨基酚精制中所需原料的规格及投料量见表 3-3。

表 3-3　对乙酰氨基酚精制中所需原料的规格及投料量

试剂名称	规格	投料量/g	用途
活性炭	化学纯	1	吸附脱色
亚硫酸氢钠	化学纯	0.5	抗氧剂
0.5%亚硫酸氢钠溶液	自制	—	抗氧剂

3. 实验操作

（1）将粗品转移至 100mL 三颈瓶中，加入适量水（每克粗品用水 5mL），水浴热加热使其溶解。

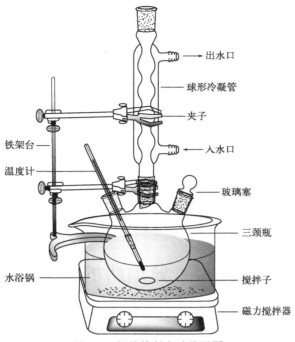

图 3-2　粗品精制实验装置图

（2）稍冷后加入 1g 活性炭，回流 15min。

（3）在抽滤瓶中先加入 0.5g 亚硫酸氢钠，趁热抽滤，滤液趁热转移至 100mL 烧杯中，放冷析晶。

（4）抽滤，滤饼用 0.5％亚硫酸氢钠溶液（0.048mol/L）洗涤 2 次，干燥称重，计算收率。

（5）测熔点，将产物送到指导老师指定的产品回收处。

【注释】

［1］亚硫酸氢钠为抗氧剂，防止对乙酰氨基酚被氧化。

［2］趁热抽滤是为了防止晶体冷却析出。

［3］对氨基酚是合成中乙酰化反应不完全引入的，也可能是因贮存不当使产品部分水解而产生的，是对乙酰氨基酚中的特殊杂质。

五、注意事项

1.对氨基酚有强还原性，易被空气中的氧所氧化，遇光和在空气中颜色变褐，应即取即用。

2.加入活性炭前必须降低反应液的温度，否则易发生暴沸冲料。

3.亚硫酸氢钠作为抗氧剂浓度不宜过高，否则会影响产品质量。

六、实验思考题

1.本实验除了乙酸酐外，还可以用哪些酰化剂？其各自的优缺点有哪些？

2.为什么本实验中主要得到氨基的酰基化产物，而不是羟基的酰基化产物？

3.通过查阅资料，简述本实验可以如何改进以提高反应速率？

七、实验小结

通过本实验，掌握酰化反应的原理和酰化剂的选择。

参考文献

[1] 王静，王华丽，臧恒昌.对乙酰氨基酚合成方法的研究进展[J].食品与药品，2010，12(9)：354-356.

[2] 陈光勇，陈旭冰，刘光明.对乙酰氨基酚的合成进展[J].西南国防医药，2007，17(1)：114-117.

[3] 韩金娥、张艳、巩凯.药物合成设计性实验教学探索[J].广州化工，2020，48(21)：136-138.

实验六　异烟肼的合成

药物背景知识：

异烟肼（Isoniazid），即雷米封（Rimifon），化学名为 4-吡啶甲酰肼。本品为无色结晶，或白色至类白色的结晶性粉末；无臭，味微甜后苦；遇光渐变质。本品在水中易溶，在乙醇中微溶，在乙醚中极微溶解。熔点为 170～173℃。

此化合物早在 1912 年时就已经合成，但是它的抗结核菌作用直到 1952 年才被发现，而这一发现对治疗结核病起了根本性的转变。异烟肼是早期用于治疗结核病的药物之一，也是预防和治疗结核病的首选药物。异烟肼属于单胺氧化酶抑制剂，分子量小，能通过血脑屏障，易渗入细胞内，对结核分枝杆菌有强大的抑菌至杀菌作用，也作用于细胞内的杆菌。用于各种类型的结核病，疗效高、毒性小。但单用容易产生抗药性，应与其他一线抗结核药联合应用。

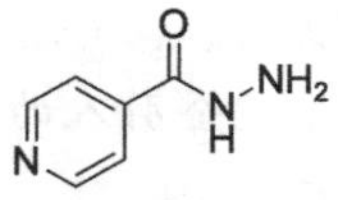

异烟肼

一、实验目的

1.掌握异烟肼的合成原理。

2.掌握强氧化剂的使用；酸性或碱性药物的制备以及纯化方法。

3.熟悉 N,N'-二环己基碳二亚胺（DCC）缩合制备酰胺的机理，并掌握其操作技能。

4.熟悉重结晶、加热回流等基本实验操作。

二、合成路线

异烟肼的合成起始原料分为两种，分别为 4-甲基吡啶和 4-氰基吡啶，两者经反应得到重要中间体异烟酸，而后经不同方法与水合肼缩合得到异烟肼。

以 4-甲基吡啶为原料，经氧化后生成异烟酸，然后经以下 3 种方法得到异烟肼：①先成酯再与水合肼缩合；②与水合肼直接缩合；③利用 DCC 与水合肼缩合。氧化一步可用氧化剂有高锰酸钾、硝酸、次氯酸钠、空气氧化及电解氧化等。

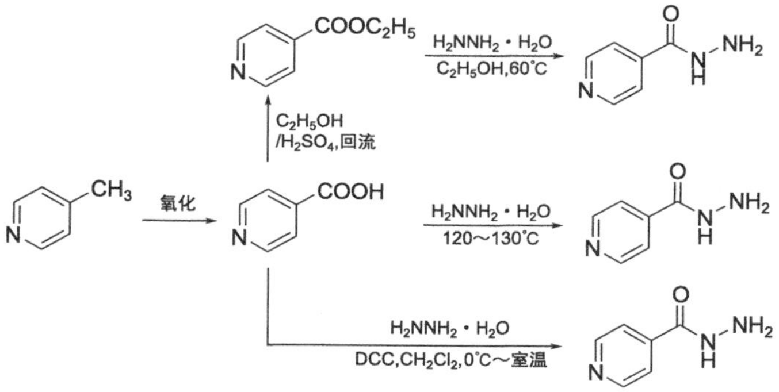

以 4-氰基吡啶为原料，经水解生成异烟酰胺，再与水合肼缩合，得到异烟肼。4-氰基吡啶在碱性水解下生成异烟酰胺，反应率较低，在此路线基础上选择催化剂（锰粉）催化会使反应完成度大幅度上升。

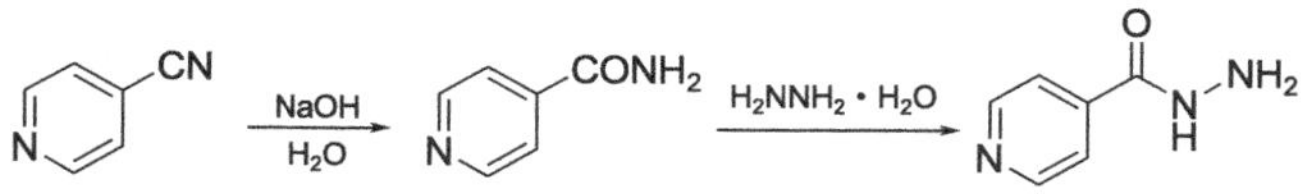

本实验以 4-甲基吡啶为原料，经高锰酸钾氧化之后得中间体异烟酸，而后与水合肼在 DCC 存在下缩合得到异烟肼。

三、实验器材

1. 实验仪器

三颈瓶（标准口，250mL）、圆底烧瓶（250mL、100mL）、烧杯（250mL）、量筒（10mL）、抽滤瓶、布氏漏斗、球形冷凝管（标准口）、温度计、磁力搅拌器、循环水真空泵、搅拌子、旋转蒸发仪。

2. 主要实验试剂理化常数

异烟肼合成中主要实验试剂的理化常数见表 3-4。

表 3-4　异烟肼合成中主要实验试剂的理化常数

名称	结构式	CAS 号	分子式	分子量	沸点或熔点	溶解性
4-甲基吡啶	(structure)	108-89-4	C_6H_7N	93.13	b. p. 145℃	溶于水、乙醇和乙醚
高锰酸钾	$O=Mn-O^-K^+$	7722-64-7	$KMnO_4$	158.03	m. p. 240℃	溶于水、碱液，微溶于甲醇、丙酮、硫酸
水合肼	$H_2N-NH_2 \cdot H_2O$	10217-52-4	H_6N_2O	50.06	b. p. 120.1℃	与水、乙醇任意混溶，不溶于乙醚、氯仿
DCC	(structure) $-N=C=N-$	538-75-0	$C_{13}H_{22}N_2$	206.33	m. p. 34～35℃	溶于苯、乙醇、乙醚，不溶于水
异烟肼	(structure)	54-85-3	$C_6H_7N_3O$	137.14	m. p. 162～164℃	易溶于水，微溶于乙醇、氯仿，不溶于乙醚

四、实验方法

（一）异烟酸的合成

1. 实验原理

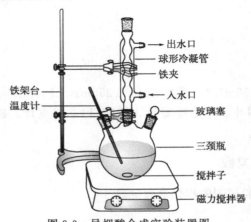

2. 实验装置

异烟酸合成实验装置图见图 3-3。

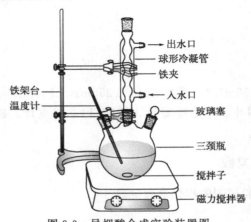

图 3-3　异烟酸合成实验装置图

3. 原料规格及投料量

异烟酸合成中所需原料规格及投料量见表 3-5。

表 3-5 异烟酸合成中原料规格及投料量

试剂名称	规格	投料量	用途
4-甲基吡啶	化学纯	4.2mL（0.043mol）	反应物
高锰酸钾	化学纯	13.6g（0.086mol）	氧化剂
蒸馏水	—	80mL	溶剂
浓盐酸	37%	适量	调节 pH

4. 实验操作

（1）投料及反应　在装有球形冷凝管、温度计的三颈瓶（250mL）中，分别加入 4-甲基吡啶 4.2mL（0.043mol）、蒸馏水 80mL，于磁力搅拌器上均匀搅拌并升温至 85℃。分次加入高锰酸钾 13.6g（0.086mol），控制反应温度在 85～90℃ 范围内。加入完毕以后，维持反应温度为 85℃，继续搅拌反应 60min。

（2）后处理　反应停止后，趁热过滤，用 12mL 沸水分 3 次洗涤滤饼（二氧化锰），每次 4mL。弃去滤饼，合并滤液和洗液至 250mL 烧杯中，得到异烟酸钾水溶液，用浓盐酸酸化至 pH 3～4，冰水浴冷却后析出固体，过滤、水洗、抽干，得异烟酸粗品。

（3）重结晶精制　将粗品放置于 250mL 圆底烧瓶中，加入粗品 5 倍量的水，水浴加热至 85℃，轻轻振摇确保粗品完全溶解，随后加入 5% 的活性炭，加热至沸腾，脱色 5min。趁热过滤，滤液冷却后缓慢析出晶体，抽滤，水洗，干燥，得纯品，计算收率。

【注释】

［1］若氧化反应彻底，二氧化锰沉淀滤去后，反应液不再显紫红色；若反应不彻底则反应液显紫红色，此时可加入少量乙醇，充分加热待溶液紫色消失后，重新过滤，过滤后保留滤液。

［2］异烟酸具有酸性和碱性的官能团，异烟酸钾用浓盐酸酸化时必须严格控制 pH。

（二）异烟肼的合成

1. 实验原理

2. 实验装置

异烟肼合成实验装置图见图 3-4。

3. 原料规格及投料量

异烟肼合成中的原料规格及投料量见表 3-6。

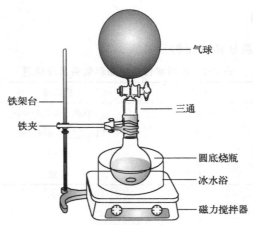

气球

铁架台

铁夹

三通

圆底烧瓶

冰水浴

磁力搅拌器

图 3-4 异烟肼合成实验装置图

表 3-6 异烟肼合成中原料规格及投料量

试剂名称	规格	投料量	用途
异烟酸	自制	4g（0.032mol）	反应物
水合肼	80%	1.9mL（0.032mol）	反应物
DCC	化学纯	6.6g（0.032mol）	缩合剂
二氯甲烷	化学纯	50mL	溶剂

4. 实验操作

（1）投料及反应 在 100mL 圆底烧瓶中将自制的异烟酸 4g（0.032mol）溶于 50mL 二氯甲烷中，加入 1.9mL（0.032mol）水合肼，冰水浴冷却至 0℃，加入 6.6g（0.032mol）DCC。于氮气保护下反应（通过三通将反应瓶与充氮气的气球进行连接）30min 后，移去冰水浴装置，室温继续搅拌反应 60min。

（2）后处理 反应完毕后，过滤，滤饼为二环己基脲（DCU），弃去。滤液依次用稀盐酸、饱和碳酸氢钠溶液、饱和食盐水洗涤后干燥，并用旋转蒸发仪减压蒸馏除去有机溶剂。残留物用乙醇重结晶，得白色晶体。干燥、称重并计算收率。

【注释】

［1］反应装置中通过三通将反应瓶与充氮气的气球进行连接，主要是由于反应溶剂二氯甲烷为低沸点溶剂，易挥发，且氮气保护有利于缩合反应进行。在反应开始前需利用真空泵通过三通将反应瓶中空气抽除，然后将气球中的氮气通入反应瓶中。

［2］用 DCC 缩合的过程中会有 DCU 产生，反应机理如下：

DCU 在二氯甲烷中溶解度差，反应结束后大部分过滤除去，但为了除得更彻底，可以用稀盐酸洗滤液，随后用饱和碳酸氢钠溶液和饱和食盐水洗至中性。

五、注意事项

1. 4-甲基吡啶具有刺激性，使用时请在通风设施较好的实验台操作。

2. 重结晶精制中加活性炭的量可由粗品颜色深浅来定，若颜色较深可多加一些。

3. 水合肼和 DCC 的投料量可根据异烟酸的实际投料量进行调整，保证三者的物质的量之比为 1：1：1 即可。

六、实验思考题

1. 用高锰酸钾氧化制备异烟酸的过程中，如果氧化反应不彻底则反应液显紫红色，则加入少量乙醇，此处加乙醇的目的是什么？

2. 除了高锰酸钾以外，还可以采用哪些氧化剂来氧化 4-甲基吡啶得到异烟酸？

3. 除了 DCC 缩合方式外，还可以通过哪些方法将羧酸与胺类化合物反应生成酰胺？

七、实验小结

通过本实验，掌握氧化反应制备羧酸的方法，掌握羧酸和胺通过 DCC 缩合生成酰胺的方法，以及利用药物的酸碱性进行纯化的方法，进一步加深对异烟肼类药物结构特点和理化性质的认识。

参考文献

[1] 许军，严琳. 药物化学实验[M]. 北京：中国医药科技出版社，2014.

[2] 羊智成，黄莹莹，吴子杭，等. 异烟肼 β-环糊精包合物的制备及包合研究实验[J]. 实验室科学，2022，25（4）：61-64.

[3] 向联安. 异烟肼的工艺参数优化及其杂质传递与检测分离研究[D]. 杭州：浙江工业大学，2017.

[4] 陈震. 异烟肼原料药的杂质分析和控制的探讨[J]. 中国临床药理学杂志，2010，26(10)：793-796.

[5] 戚晓菲，缪月英，王丽敏. 异烟肼合成方法的改进[J]. 黑龙江医药科学，1998(5)：36-37.

[6] 徐开垦. 抗结核药的合成研究 I. 异烟酰肼的直接缩合[J]. 药学学报，1957(1)：23-27.

[7] Sycheva T P, Pavlova T N, Shchukina M N. Synthesis of isoniazid from 4-cyanopyridine[J]. Pharmaceutical Chemistry Journal, 1972, 6(11): 696-698.

实验七 磺胺醋酰钠的合成

药物背景知识：

含有对氨基苯磺酰胺结构片段的磺胺类药物是应用最早的一类化学合成抗菌药，在治疗感染性疾病中起着重要作用，具有抗菌谱广、性质稳定、吸收较迅速等特点。本实验所涉及的磺胺醋酰钠是一种短效磺胺类药物，具有广谱抑菌作用。因其与对氨基苯甲酸竞争细菌的二氢叶酸合成酶，使细菌叶酸代谢受阻，无法获得所需嘌呤和核酸，而致细菌生长繁殖受抑制。本品对大多数革兰氏阳性和革兰氏阴性菌有抑制作用，尤其对溶血性链球菌、肺炎球菌、志贺菌属敏感，对葡萄球菌、脑膜炎球菌及沙眼衣原体也有较好抑菌作用。除此之外，磺胺醋酰钠对真菌也有一定作用。临床上，磺胺醋酰钠主要用于治疗结膜炎、沙眼及其他眼部感染。

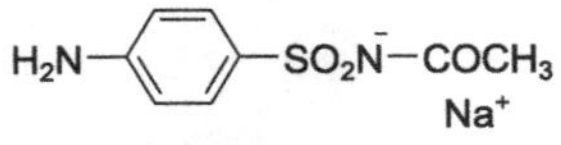

磺胺醋酰钠

一、实验目的

1. 熟悉磺胺类药物的一般理化性质，并掌握如何利用其理化性质进行分离纯化。
2. 掌握乙酰化反应的原理。
3. 加深对磺胺类药物一般理化性质的认识。

二、合成路线

磺胺醋酰钠的合成首先通过磺胺的乙酰化制备磺胺醋酰，而后在乙醇中与氢氧化钠反应制备其钠盐。在磺胺结构中存在两个氨基，乙酰化时存在选择性问题，除磺胺醋酰外，还会生成双乙酰化产物，因此控制反应的 pH 值很重要。该合成路线的关键是选择性控制，以及反应终产物的分离和纯化。

反应产物及副产物在不同 pH 时的溶解性不同。磺胺在 pH＝7 时，溶解度极小，而在酸性条件下溶解度较好；磺胺醋酰则在 pH＝4～5 时，溶解度较低，在 pH＝7 或 pH＜2 时溶解度较好；双乙酰化副产物在 pH＝7 时溶解度较好，在 pH＝4～5 时溶解度低，在 pH＝2 时几乎不溶。因此，根据上述性质可以实现产物的分离。

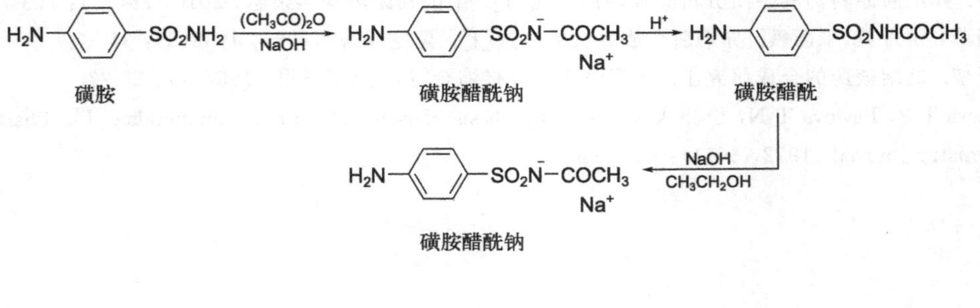

磺胺　　　　　　　磺胺醋酰钠　　　　　　　磺胺醋酰
　　　　　　　　　　磺胺醋酰钠

三、实验器材

1. 实验仪器

三颈瓶（标准口，100mL）、烧杯（100mL）、量筒（10mL）、抽滤瓶、布氏漏斗、球形冷凝管（标准口）、温度计、磁力搅拌器、干燥管、恒压滴液漏斗、循环水真空泵。

2. 主要实验试剂理化常数

磺胺醋酰钠合成中主要实验试剂的理化常数见表 3-7。

表 3-7　磺胺醋酰钠合成中主要实验试剂的理化常数

名称	结构式	CAS 号	分子式	分子量	沸点或熔点	溶解性
磺胺	H_2N—〇—SO_2NH_2	63-74-1	$C_6H_8N_2O_2S$	172.21	m.p. 164~166℃	微溶于冷水、乙醇，易溶于氢氧化钠溶液，不溶于氯仿、乙醚
磺胺醋酰	H_2N—〇—$SO_2NHCOCH_3$	144-80-9	$C_8H_{10}N_2O_3S$	214.24	m.p. 182~184℃	溶于乙醇，微溶于水或乙醚
磺胺醋酰钠	H_2N—〇—SO_2N^-—$COCH_3$ Na^+	6209-17-2	$C_8H_9N_2NaO_3S \cdot H_2O$	254.24	m.p. 262~265℃	易溶于水，微溶于乙醇、丙酮

四、实验方法

（一）磺胺醋酰的制备

1. 实验原理

$$H_2N\text{—〇—}SO_2NH_2 \xrightarrow[\text{NaOH}]{(CH_3CO)_2O} H_2N\text{—〇—}SO_2N^-\text{—}COCH_3 \ Na^+ \xrightarrow{H^+} H_2N\text{—〇—}SO_2NHCOCH_3$$

磺胺　　　　　　　　　　　　　　　　磺胺醋酰钠　　　　　　　　　　磺胺醋酰

2. 实验装置

磺胺醋酰制备反应装置见图 3-5。

3. 原料规格及投料量

磺胺醋酰制备中所需原料的规格及投料量见表 3-8。

表 3-8　磺胺醋酰制备中部分原料的规格及投料量

试剂名称	规格	投料量	用途
磺胺	化学纯	17.2g（0.1mol）	原料
乙酸酐	化学纯	13.6mL（0.145mol）	乙酰化试剂

试剂名称	规格	投料量	用途
22.5%氢氧化钠溶液	化学纯	22mL	溶剂
40%氢氧化钠溶液	化学纯	12.5mL	原料
77%氢氧化钠溶液	化学纯	适量	调节pH
浓盐酸	化学纯	适量	调节pH
10%盐酸	化学纯	适量	溶解粗品
活性炭	化学纯	适量	脱色
蒸馏水	—	适量	稀释

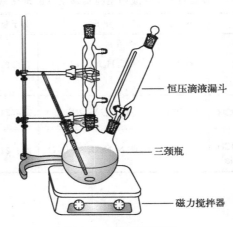

恒压滴液漏斗

三颈瓶

磁力搅拌器

图 3-5　反应实验装置

4. 实验操作

（1）按图 3-5 所示搭建实验装置。在干燥的 100mL 三颈瓶中，加入磺胺 17.2g、22.5%氢氧化钠溶液 22mL，搅拌条件下，加热至 50℃左右。

（2）待加入试剂完全溶解后，滴加乙酸酐 3.6mL，5min 后滴加 77%的氢氧化钠溶液 2.5mL，保持反应液 pH 在 12～13 之间，随后每隔 5min 交替滴加乙酸酐和氢氧化钠溶液，每次 2.0mL，加料期间，反应温度维持在 50～55℃，pH 值维持在 12～13。加料完毕，维持反应体系温度为 50～55℃，搅拌反应 30min。

（3）反应完毕，将反应液转入 100mL 烧杯，加入 20mL 冷水稀释。用浓盐酸调节 pH 值至 7，于冰水浴中放置 20～30min，冷却析出固体。

（4）用适量冰水洗涤，抽滤去除固体。将洗液和滤液合并后用浓盐酸调节 pH 值至 4～5，减压抽滤，压干沉淀。

（5）沉淀用 3 倍量的 10%盐酸溶解，静置 30min，抽滤除去不溶物，滤液加少量活性炭室温脱色后抽滤，滤液用 40%氢氧化钠溶液调节 pH 至 5，析出固体为磺胺醋酰，抽滤，干燥，称重，测熔点。若熔点不合格，可采用热水（1∶5）精制。

【注释】

[1] 本实验中使用的氢氧化钠溶液有多种浓度，实验中切勿用错。

[2] 滴加乙酸酐和氢氧化钠溶液交替进行，每滴完一种试剂后，让其反应 5min，然后再滴加另一种试剂。滴加时使用玻璃吸管操作，滴加时以逐滴滴加为宜。

　　[3] 反应中保持反应液 pH 值在 12～13 很重要，否则收率会降低。

　　[4] 不同 pH 条件下析出固体成分不同，切勿混淆。

（二）磺胺醋酰钠的制备

1. 实验原理

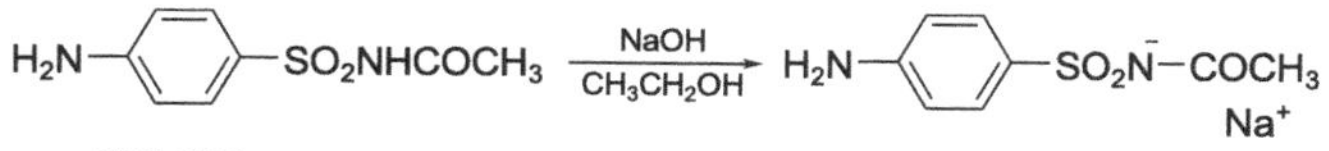

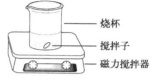

磺胺醋酰 　　　　　　　　　　　　　　　　　　　　磺胺醋酰钠

2. 实验装置

磺胺醋酰钠的制备（碱化）反应装置见图 3-6。

3. 原料规格及投料量

磺胺醋酰钠制备时所需原料的规格及投料量见表 3-9。

图 3-6　碱化反应实验装置

表 3-9　碱化反应所需原料的规格及投料量

试剂名称	规格	投料量	用途
磺胺醋酰	自制	自制	反应物
5％氢氧化钠乙醇溶液	化学纯	4 倍量（V/W）	成盐

4. 实验操作

　　（1）搭建碱化实验装置，将以上所得的磺胺醋酰投入 100mL 烧杯中，加入 4 倍量（V/W）5％氢氧化钠乙醇溶液，室温搅拌至固体完全溶解，水浴加热蒸去乙醇，即有大量固体析出，抽滤，得到磺胺醋酰钠。

　　（2）烘干产品，称重，测定熔点，计算收率。将产品送至指定回收处。

【注释】

　　[1] 制备磺胺醋酰钠时，氢氧化钠溶液的量应严格控制，按计算量加入。因磺胺醋酰钠在水中溶解度大，由磺胺醋酰制钠盐时，若氢氧化钠量多于计算量，则磺胺醋酰钠损失量大，必要时加少量丙酮，以使磺胺醋酰钠析出。添加 5％氢氧化钠乙醇溶液后若有微量不溶物，可能是未除尽的副产物。氢氧化钠乙醇溶液切勿过量，因磺胺醋酰钠在强碱性溶液中和受热情况下，易氧化水解而致产量和质量下降。

　　[2] 产品过滤时，因所得产品为钠盐，在水中有较大的溶解度，故严禁用水洗涤产品。

五、注意事项

　　与其他腐蚀性酸和碱一样，氢氧化钠溶液接触皮肤后易导致化学灼伤，并且在与眼睛接触时可能引起永久失明。因此，在使用时，应始终使用防护设备，如戴橡胶手套、穿防护服和戴护目镜等。

六、实验思考题

1.反应过程中，pH＝7时析出的固体是什么？pH＝5时析出的固体是什么？在10%盐酸中的不溶物是什么？

2.反应过程中，调节pH＝12～13是非常重要的，若碱性过强，其结果是什么？若碱性过弱，其结果是什么？为什么？

七、实验小结

通过本实验，掌握乙酰化反应的原理，掌握磺胺类药物的一般理化性质，并如何利用其理化性质的特点来达到分离提纯产品的目的。

参考文献

[1] 詹长娟，徐伟，王华，等. 磺胺醋酰钠合成工艺的改进[J]. 应用化工，2015，44(1)：119-121.
[2] 吕祎彤. 磺胺醋酰钠的合成优化[J]. 化工设计通讯，2018，44(7):5.
[3] 李雯，刘宏民. 药物化学实验[M]. 北京：化学工业出版社，2019.

实验八　贝诺酯的合成

药物背景知识：

贝诺酯又名苯乐来、扑炎痛，为对乙酰氨基酚与阿司匹林的酯化物，具有解热、镇痛及抗炎作用。贝诺酯的作用机制基本与阿司匹林及对乙酰氨基酚相同，疗效与阿司匹林相似，不良反应比阿司匹林少。特点是较少引起胃肠道出血，患者易于耐受，作用时间比阿司匹林或对乙酰氨基酚长。临床应用于急慢性风湿性关节炎、类风湿性关节炎、痛风，还可用于发热、头痛、牙痛、神经痛、手术后轻中度疼痛等。贝诺酯熔点为177～181℃，微溶于沸乙醇和甲醇，随着温度的升高，在乙醇中的溶解性逐渐升高，不溶于水。

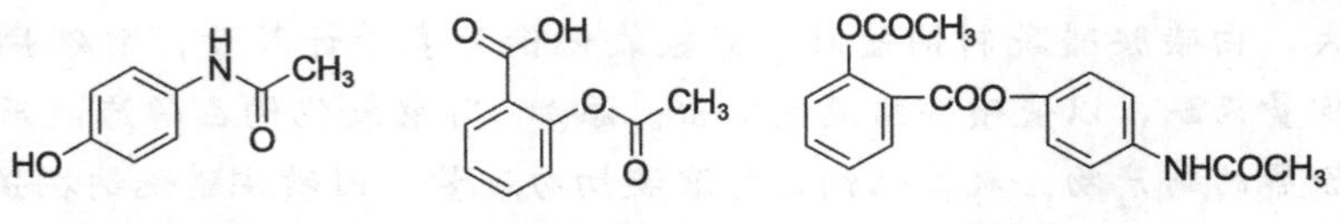

对乙酰氨基酚　　　阿司匹林　　　贝诺酯
　　　　　　　（乙酰水杨酸）

一、实验目的

1.掌握酰化试剂在制备酰氯中的应用。

2. 掌握无水操作的技能及有毒气体的吸收方法。

3. 了解拼合原理在药物结构修饰中的应用。

二、合成路线

贝诺酯的合成均以对乙酰氨基酚和阿司匹林为原料，合成方法主要包括直接合成法和乙酰水杨酸酰氯法。直接合成法主要是利用一些特殊的缩合剂，如二环己基碳二亚胺（DCC）、苯磺酰氯或者氯甲酸乙酯等，将对乙酰氨基酚和阿司匹林缩合而成。乙酰水杨酸酰氯法采用乙酰水杨酸通过氯化反应生成乙酰水杨酰氯，然后与对乙酰氨基酚的钠盐反应，生成贝诺酯。乙酰水杨酸的氯化方法有氯化亚砜/吡啶体系氯化、草酰氯/吡啶体系氯化、光气氯化、固体三光气氯化等。

方法一：直接合成法

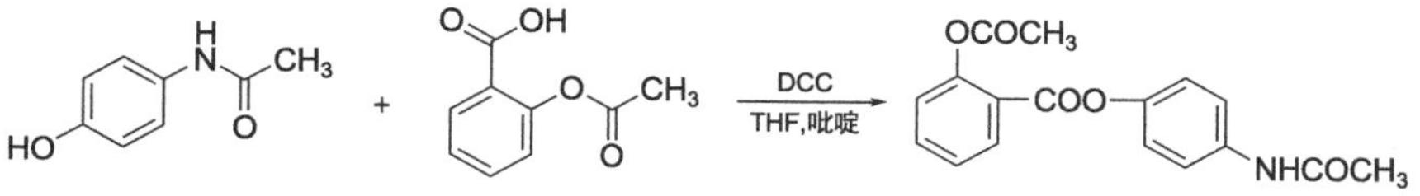

方法二：乙酰水杨酸酰氯法

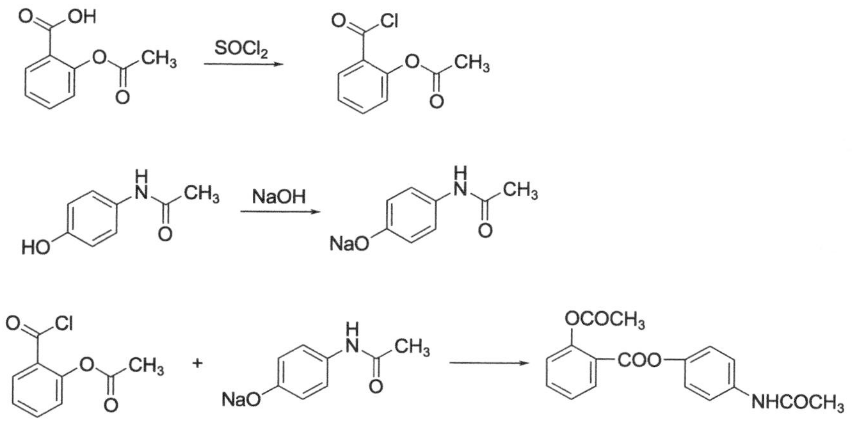

本实验采用氯化亚砜作为酰化试剂，乙酰水杨酸首先在吡啶的催化作用下与氯化亚砜反应生成乙酰水杨酰氯，对乙酰氨基酚在碱性条件下生成高活性的钠盐，二者在室温条件下生成贝诺酯。

三、实验器材

1. 实验仪器

三颈瓶（标准口，50mL、100mL）、烧杯（50mL）、量筒（10mL）、抽滤瓶、布氏漏斗、球形冷凝管（标准口）、温度计、磁力搅拌器、干燥管、恒压滴液漏斗、循环水、真空泵。

2. 主要实验试剂理化常数

贝诺酯合成中所需主要试剂的理化常数见表 3-10。

表 3-10　贝诺酯合成中主要实验试剂的理化常数

名称	结构式	CAS 号	分子式	分子量	沸点或熔点	溶解性
阿司匹林（乙酰水杨酸）	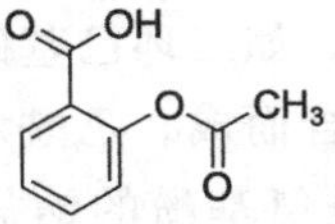	50-78-2	$C_9H_8O_4$	180.16	m. p. 136～140℃	微溶于水，溶于乙醇、乙醚、氯仿
氯化亚砜	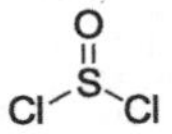	7719-09-7	$SOCl_2$	118.97	b. p. 78.8℃	无色至淡黄色液体，可混溶于苯、氯仿、四氯化碳等有机溶剂
对乙酰氨基酚	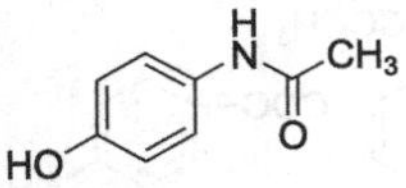	103-90-2	$C_8H_9NO_2$	151.1	m. p. 168～172℃	微溶于水，易溶于热水和乙醇溶液
贝诺酯	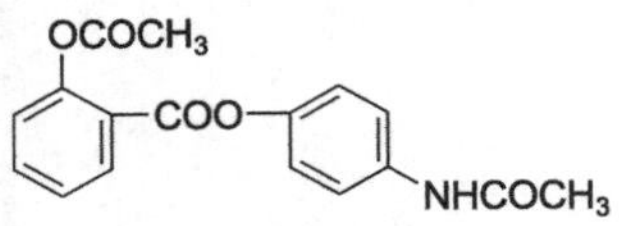	5003-48-5	$C_{17}H_{15}NO_5$	313.3	m. p. 177～181℃	不溶于水，微溶于沸乙醇和甲醇

四、实验方法

（一）乙酰水杨酰氯的制备

1. 实验原理

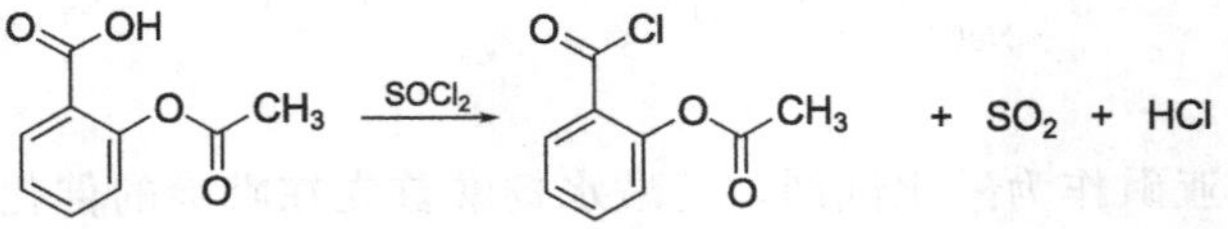

采用氯化亚砜作为酰化试剂，阿司匹林首先在吡啶的催化作用下与氯化亚砜反应制得乙酰水杨酰氯。

2. 实验装置

乙酰水杨酰氯制备（氯化反应）的实验装置图见图 3-7。

3. 原料规格及投料量

乙酰水杨酰氯制备（氯化反应）中原料的规格及投料量见表 3-11。

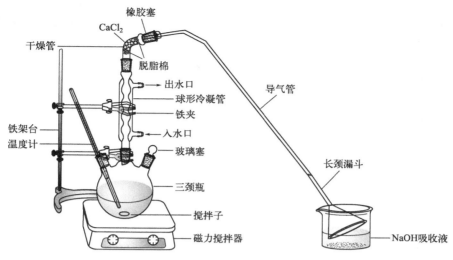

图 3-7　氯化反应实验装置

表 3-11　氯化反应实验中原料的规格及投料量

试剂名称	规格	投料量	用途
阿司匹林	化学纯	4.5g（0.025mol）	反应物
氯化亚砜	化学纯	2.5mL（0.035mol）	氯化试剂
无水丙酮	化学纯	5mL	溶剂
吡啶	化学纯	1滴	催化剂
氢氧化钠	化学纯	适量	尾气处理

4. 实验操作

（1）在干燥的 50mL 三颈瓶中，加入提前干燥好的阿司匹林 4.5g、氯化亚砜 2.5mL 及 1滴吡啶，安装上回流冷凝装置，冷凝管顶端附有氯化钙干燥管、导气管，导气管末端连接于倒扣在氢氧化钠溶液中的漏斗上。

（2）搅拌状态下缓慢加热反应液至 75℃，并保持温度在 70～75℃，保温反应 2h，将反应过程中生成的 SO_2 和 HCl 有害气体通过长颈漏斗导入氢氧化钠溶液中吸收。

（3）反应结束后，冷却反应液，加入无水丙酮 5mL，混匀，密闭备用。

【注释】

［1］氯化亚砜化学性质活泼，遇水水解，加热分解，具有强烈的刺激性气味，其蒸气刺激眼睛和黏膜，液体触及皮肤能引起灼伤，使用时应在通风橱中进行，做好防护措施。

［2］尾气吸收：反应过程中产生的有毒、有害或有腐蚀性的气体不能直接排放，需要进行收集和处理，即尾气吸收。根据尾气的种类不同，常用的吸收方式也不同。本实验中产生的尾气是 SO_2 和 HCl，二者均有酸性，一般采用漏斗倒扣装置，利用强碱中和进行尾气处理。

[3] 无水丙酮的制备：于 500mL 丙酮中加入 5g 高锰酸钾回流，若高锰酸钾紫红色很快消失，再加入少量高锰酸钾继续回流，至紫红色不褪为止。然后将丙酮蒸出，用无水碳酸钾或无水硫酸钙干燥，过滤后蒸馏，收集 55～56.5℃的馏分。

（二）贝诺酯的制备

1. 实验原理

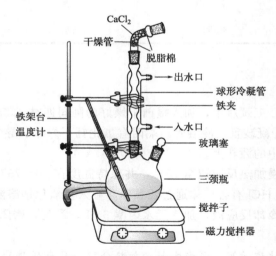

贝诺酯的制备采用乙酰水杨酰氯与对乙酰氨基酚钠酯化制得，也称为 Schotten-Baumann 酯化法。由于对乙酰氨基酚的羟基与苯环共轭，电子云密度降低，亲核性较弱。将其与氢氧化钠反应制成钠盐，酚氧负离子电子云密度增高，有利于亲核反应；同时还可避免生成氯化氢，使生成的酯键水解。

2. 实验装置

贝诺酯制备中酯化反应装置图见图 3-8、图 3-9。

图 3-8　反应实验装置图（A）

3. 原料规格及投料量

酯化反应中试剂规格及投料量见表 3-12。

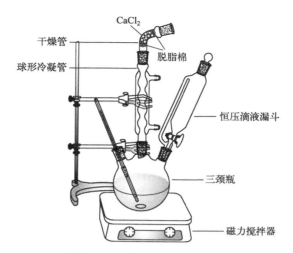

图 3-9　反应实验装置图（B）

表 3-12　酯化反应中试剂规格及投料量

试剂名称	规格	投料量	用途
对乙酰氨基酚	化学纯	4.3g（0.029mol）	反应物
氢氧化钠	化学纯	1.6g（0.041mol）	碱
蒸馏水	化学纯	100mL	溶剂
乙酰水杨酸氯	自制	—	反应物
乙醇	化学纯	—	溶剂

4. 实验操作

（1）在干燥的 100mL 三颈瓶中，加入对乙酰氨基酚 4.3g 和蒸馏水 25mL，冰水浴冷却至 10～15℃，搅拌状态下加入氢氧化钠溶液 9mL（1.6g NaOH 溶解于 9mL 水中），冰水浴条件下搅拌至完全溶解。

（2）将实验（一）中制备的乙酰水杨酰氯丙酮溶液转移至恒压滴液漏斗中，缓慢滴加至上述水溶液中，调节 pH 至 9～10，并撤去冰水浴，于 20～25℃下搅拌反应 2h。

（3）反应完毕，抽滤，水洗至中性，抽干，样品干燥，称量，得贝诺酯粗品。

（4）将贝诺酯粗品置于 100mL 三颈瓶中，量取 10 倍量的 95% 乙醇，先加入一半，然后边加热边缓慢加入剩余的乙醇溶液直至固体刚好完全溶解。稍冷后加入适量活性炭，加热回流 10min，趁热抽滤，将滤液趁热转移到烧杯中，自然冷却析晶，干燥称重，计算收率。

（5）测熔点，将产物送到指导老师指定的产品回收处。

【注释】

［1］将乙酰水杨酰氯的丙酮溶液滴加到对乙酰氨基酚钠水溶液中，由于酚钠和水的亲核性强弱有区别，酚氧负离子亲核能力强，优先与酰氯反应。

［2］贝诺酯重结晶利用其在不同温度的乙醇中溶解度的差异（难溶于乙醇，易溶于沸乙醇）达到重结晶目的。

五、注意事项

1. 酰氯反应活性很高，遇水快速水解生成羧酸，故羧酸与氯化亚砜反应制备酰氯需要在无水条件下进行。实验前应提前烘干玻璃仪器，加热时不能用水浴，制得的酰氯不能久置。

2. 制备水杨酰氯的反应装置应注意密封，接口处用生料带或真空硅脂密封，防止酰氯从接口缝隙逸出水解。

3. 制备酰氯过程中会生成 SO_2 和 HCl，需要采用尾气吸收装置，二者均为酸性，故常采用碱性溶液，比如氢氧化钠水溶液吸收尾气。

4. 吡啶为催化剂，用量不宜太多，否则会影响产品的质量。

5. 贝诺酯重结晶精制操作中活性炭的用量与产品的纯度有关，如产品颜色较深，活性炭的用量可适当增加。

六、实验思考题

1. 直接合成法和乙酰水杨酸酰氯法各自的优缺点是什么？
2. 羧酸制备酰氯的方法有哪些？
3. 在羧酸与氯化亚砜制备酰氯的过程中，加入吡啶的作用是什么？

七、实验小结

通过本实验，了解氯化试剂的选择与无水操作的注意事项，了解酯化反应和拼合原理在药物化学中应用。

参考文献

[1] 王莹. 贝诺酯的合成及表征[J]. 实验科学与技术，2014，12(4)：32-34.
[2] 杨晨. 贝诺酯的合成工艺优化及过程分析[D]. 柳州：广西科技大学，2019.
[3] 陈启绪，张永春，任继波，等. 贝诺酯的合成方法改进[J]. 浙江化工，2021，52(5)：12-15.

实验九　盐酸普鲁卡因的合成

药物背景知识：

盐酸普鲁卡因，又名奴佛卡因，化学名称为 4-氨基苯甲酸-2-(二乙氨基)乙酯盐酸盐，或对氨基苯甲酸-2-(二乙氨基)乙酯盐酸盐、2-二乙基氨基乙基 4-氨基苯甲酸酯盐酸盐。白色结晶或结晶性粉末，无臭，味微苦，随后有麻痹感。熔点 155～156℃，在水中易溶，略溶于乙醇，微溶于氯仿，不溶于乙醚。

盐酸普鲁卡因临床用作局部麻醉剂，能阻断周围神经末梢和纤维的传导，使相应的组织暂时丧失感觉而起麻醉作用，可引起恶心、出汗、颜面潮红、呼吸困难，有时出现过敏性休克，用药前需做过敏试验。此药不宜与葡萄糖液配伍使用。

$$H_2N-\!\!\!\bigcirc\!\!\!-COOCH_2CH_2N(C_2H_5)_2 \cdot HCl$$

盐酸普鲁卡因

一、实验目的

1. 学习并掌握利用水和二甲苯共沸脱水的原理进行羧酸的酯化操作。
2. 学习并掌握水溶性大的盐类进行分离及精制的方法。
3. 学习并巩固酯化反应、还原反应等单元反应操作。

二、合成路线

盐酸普鲁卡因的合成常以对硝基苯甲酸为原料，通过酯化、还原等反应合成对氨基苯甲酸-2-(二乙氨基)乙酯（普鲁卡因），然后与盐酸反应生成盐酸普鲁卡因。

方法一：

$$O_2N-\!\!\!\bigcirc\!\!\!-COOH \xrightarrow[POCl_3]{SOCl_2} O_2N-\!\!\!\bigcirc\!\!\!-COCl \xrightarrow{HOCH_2CH_2N(C_2H_5)_2}$$

$$O_2N-\!\!\!\bigcirc\!\!\!-COOCH_2CH_2N(C_2H_5)_2 \xrightarrow{[H]} H_2N-\!\!\!\bigcirc\!\!\!-COOCH_2CH_2N(C_2H_5)_2$$

$$\xrightarrow{HCl} H_2N-\!\!\!\bigcirc\!\!\!-COOCH_2CH_2N(C_2H_5)_2 \cdot HCl$$

氯化亚砜与对硝基苯甲酸反应生成对硝基苯甲酰氯，再与 2-二乙氨基乙醇反应成酯，反应产率较高，但氯化亚砜有强腐蚀性，对设备要求高，且氯化亚砜有毒性，对实验人员不友好。

方法二：

$$O_2N-\!\!\!\bigcirc\!\!\!-COOH \xrightarrow[POCl_3]{SOCl_2} O_2N-\!\!\!\bigcirc\!\!\!-COCl \xrightarrow{HOCH_2CH_2Cl}$$

$$O_2N-\!\!\!\bigcirc\!\!\!-COOCH_2CH_2Cl \xrightarrow{C_2H_5NHC_2H_5} H_2N-\!\!\!\bigcirc\!\!\!-COOCH_2CH_2N(C_2H_5)_2$$

$$\xrightarrow{[H]} \xrightarrow{HCl} H_2N-\!\!\!\bigcirc\!\!\!-COOCH_2CH_2N(C_2H_5)_2 \cdot HCl$$

对硝基苯甲酸氯乙酯与二乙胺的缩合反应需要高压条件。

方法三：

$$O_2N-\!\!\!\bigcirc\!\!\!-COOH \xrightarrow[H_2SO_4]{C_2H_5OH} O_2N-\!\!\!\bigcirc\!\!\!-COOC_2H_5 \xrightarrow{[H]}$$

苯佐卡因

$$H_2N-\!\!\!\bigcirc\!\!\!-COOC_2H_5 \xrightarrow{HOCH_2CH_2N(C_2H_5)_2} H_2N-\!\!\!\bigcirc\!\!\!-COOCH_2CH_2N(C_2H_5)_2$$

$$\xrightarrow{HCl} H_2N-\!\!\!\bigcirc\!\!\!-COOCH_2CH_2N(C_2H_5)_2 \cdot HCl$$

本路线较为成熟，工业上多采用此法生产。但还原后，苯佐卡因不溶于水，与铁泥不易分离，须用有机溶剂提取。同时收率较低，酯交换后普鲁卡因与杂质不易分离。

方法四：

本实验以对硝基苯甲酸为原料，与 2-二乙氨基乙醇反应生成对硝基苯甲酸-2-(二乙氨基)乙酯盐酸盐，铁酸还原法将硝基还原为氨基，然后再通过调节 pH 生成产物。

三、实验器材

1. 实验仪器

圆底三颈瓶（100mL）、烧杯（100mL）、量筒（10mL）、抽滤瓶、布氏漏斗、恒压滴液漏斗、球形冷凝管、温度计、磁力搅拌器、真空泵、旋转蒸发仪。

2. 主要实验试剂理化常数

盐酸普鲁卡因的合成中主要实验试剂理化常数见表 3-13。

表 3-13　盐酸普鲁卡因合成中主要实验试剂理化常数

名称	结构式	CAS 号	分子式	分子量	沸点或熔点	溶解性
对硝基苯甲酸	O_2N—⬡—COOH	62-23-7	$C_7H_5NO_4$	167.12	m. p. 239℃	微溶于水，溶于乙醇
二甲苯	邻二甲苯、间二甲苯、对二甲苯的混合物	—	C_8H_{10}	106.17	—	不溶于水，溶于乙醇等有机溶剂
2-二乙氨基乙醇	$HOCH_2CH_2N(C_2H_5)_2$	100-37-8	$C_6H_{15}NO$	117.19	b. p. 161℃	可溶于水
硝基卡因	O_2N—⬡—$COOCH_2CH_2N(C_2H_5)_2$	13456-39-8	$C_{13}H_{18}N_2O_4$	266.30	—	溶于乙醇
普鲁卡因	H_2N—⬡—$COOCH_2CH_2N(C_2H_5)_2$	59-46-1	$C_{13}H_{20}N_2O_2$	236.31	m. p. 61℃	易溶于水，略溶于乙醇
氢氧化钠	NaOH	1310-73-2	NaOH	40.00	m. p. 318.4℃	易溶于水
盐酸	HCl	7647-01-0	HCl	36.46	b. p. 48℃	与水混溶
乙醇	CH_3CH_2OH	64-17-5	C_2H_6O	46.07	b. p. 78.3℃	与水混溶

四、实验方法

（一）对硝基苯甲酸-2-（二乙氨基）乙酯（硝基卡因)的制备

1. 实验原理

$$O_2N-\underset{}{\bigcirc}-COOH + HOCH_2CH_2N(C_2H_5)_2 \longrightarrow O_2N-\underset{}{\bigcirc}-COOCH_2CH_2N(C_2H_5)_2$$

以对硝基苯甲酸为原料，与2-二乙氨基乙醇反应生成对硝基苯甲酸-2-（二乙氨基）乙酯。该反应以二甲苯为溶剂，反应过程中二甲苯与水共沸，蒸去反应生成的水，以提高反应产率。

2. 实验装置

硝基卡因合成反应装置见图 3-10 所示。

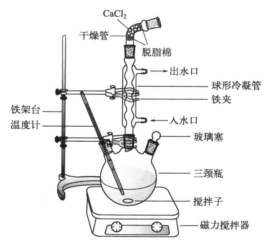

图 3-10　硝基卡因合成反应装置示意图

3. 原料规格及投料量

硝基卡因制备中的原料规格及投料量见表 3-14。

表 3-14　硝基卡因制备中的原料规格及投料量

试剂名称	规格	投料量	用途
对硝基苯甲酸	化学纯	5.0g（0.03mol）	反应原料
2-二乙氨基乙醇	化学纯	4.6g（0.04mol）	反应原料
二甲苯	化学纯	40mL	溶剂
3%盐酸	化学纯	35mL	溶剂

4. 实验操作

（1）无水条件下，100mL 三颈瓶中，加入对硝基苯甲酸 5.0g，2-二乙氨基乙醇 4.6g，二甲苯 40mL，加热回流，反应液温度约 145℃。

（2）反应完成（约 6h）后停止加热，稍冷，倒入 250mL 锥形瓶中，放置冷却，析出固体。

（3）抽滤，滤液用旋转蒸发仪蒸除二甲苯；滤渣以 3‰盐酸 35mL 溶解后再次过滤，除去未反应的对硝基苯甲酸，滤液与去除二甲苯所得固体合并，得硝基卡因盐酸溶液，备用。

（二）对氨基苯甲酸-2-（二乙氨基）乙酯（普鲁卡因）的制备

1. 实验原理

$$O_2N-\!\!\!\!\!\bigcirc\!\!\!\!\!-COOCH_2CH_2N(C_2H_5)_2 \xrightarrow{Fe/HCl} H_2N-\!\!\!\!\!\bigcirc\!\!\!\!\!-COOCH_2CH_2N(C_2H_5)_2 \cdot HCl$$

2. 实验装置

普鲁卡因合成反应装置图见图 3-11。

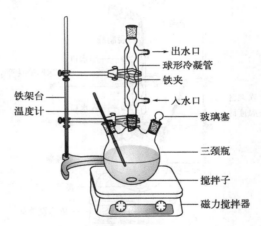

图 3-11　普鲁卡因合成反应装置示意图

3. 原料规格及投料量

普鲁卡因制备中的原料规格及投料量见表 3-15。

表 3-15　普鲁卡因制备中的原料规格及投料量

试剂名称	规格	投料量	用途
硝基卡因盐酸溶液	自制	上步所得量	反应原料
铁粉	化学纯	适量	还原剂
20％氢氧化钠	化学纯	适量	调节 pH

4.实验操作

（1）100mL 三颈瓶中加入上步所得的硝基卡因盐酸溶液，搅拌下用 20％氢氧化钠调节 pH 至 4.0～4.2，组装回流装置，充分搅拌下（不加热），分次加入经活化的铁粉。

（2）加入铁粉的过程中反应温度会自动上升，注意控制温度使其不要超过 70℃（必要时可冷却），待铁粉加毕，于 40～45℃反应 2h。

（3）抽滤，滤渣以少量的水洗两次，滤液以稀盐酸调整 pH 至 5。

（4）滴加饱和硫化钠溶液至 pH 7.8～8.0，沉淀反应液中的铁盐，抽滤，滤渣以少量的水洗涤两次，滤液用稀盐酸酸化至 pH＝6。

（三）盐酸普鲁卡因的粗制

1.实验原理

$$H_2N-\text{<benzene>}-COOCH_2CH_2N(C_2H_5)_2 \cdot HCl \xrightarrow{20\% NaOH} H_2N-\text{<benzene>}-COOCH_2CH_2N(C_2H_5)_2$$

$$\xrightarrow{HCl} H_2N-\text{<benzene>}-COOCH_2CH_2N(C_2H_5)_2 \cdot HCl$$

通过调节反应液的 pH，制备盐酸普鲁卡因。

2.实验装置

盐酸普鲁卡因制备实验装置图见图 3-12。

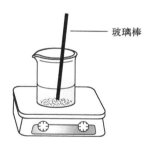

玻璃棒

图 3-12　盐酸普鲁卡因的制备实验装置图

3.原料规格及投料量

盐酸普鲁卡因制备中的原料规格及投料量见表 3-16。

表 3-16　盐酸普鲁卡因制备中的原料规格及投料量

试剂名称	规格	投料量	用途
普鲁卡因	自制	上步所得	反应原料
盐酸	化学纯	少量	pH 调节
氯化钠	化学纯	适量	析晶
保险粉	化学纯	少量	还原剂

4. 实验操作

(1) 加少量活性炭脱色，抽滤，滤渣以少量水洗一次，将滤液冷却至 10℃ 以下，用 20% 氢氧化钠碱化至普鲁卡因全部析出为止（pH 为 9.5~10.5），过滤，抽干，得普鲁卡因，干燥，计算收率，备用。

(2) 将上步所得普鲁卡因粗品置于小烧杯中，慢慢滴加浓盐酸至 pH 5.5（严格控制 pH 5.5，以免芳氨基成盐），加热至 60℃，加入氯化钠至饱和。

(3) 加入适量保险粉（保险粉为强还原剂，可防止芳氨基氧化，同时可除去有色杂质，以保证产品色泽洁白，若用量过多，则成品含硫量不合格），加热至 65~70℃，趁热过滤，滤液冷却结晶，待冷却至 10℃ 以下，过滤，即得盐酸普鲁卡因粗品。

(4) 将上步粗品置于洁净的小烧杯中，滴加蒸馏水至（维持在 70℃）恰好溶解，加入适量的保险粉，于 70℃ 反应 10min，趁热过滤，滤液自然冷却。当有结晶析出时，外用冰水浴冷却，使结晶完全。过滤，滤饼用少量冷乙醇洗涤两次，在红外灯下干燥得盐酸普鲁卡因成品。

五、注意事项

1. 羧酸和醇之间进行的酯化反应是一个可逆反应，反应达到平衡时，生成酯的量较少（约 65.2%），为使平衡向右移动，需向反应体系中不断加入反应原料或不断除去生成物。由于水的存在对反应产生不利的影响，故实验中所用的药品和仪器应事先干燥，同时，及时除掉反应过程中生成的水有利于反应产率的提高。

2. 硝基卡因的制备过程中，对硝基苯甲酸应除尽，否则会影响产品质量。

3. 对氨基苯甲酸-2-(二乙氨基)乙酯的制备中，因除铁时，溶液中有过量的硫化钠存在，加酸后可使其形成胶体硫，加活性炭后过滤，便可使其除去。

4. 盐酸普鲁卡因水溶性很大，因此所用仪器必须干燥，用水量应严格控制，否则影响收率。

六、实验思考题

1. 酯化反应中，为何加入二甲苯作溶剂？

2. 在铁粉还原过程中，为什么会发生颜色变化？说出其反应机制。

3. 在盐酸普鲁卡因成盐和精制时，为什么要加入保险粉？

七、实验小结

通过本实验，熟悉盐酸普鲁卡因的合成过程，学习并理解反应过程中控制 pH 的重要性。

参考文献

[1] 曹志凌. 药物化学实验[M]. 南京：南京大学出版社，2020.

[2] 许军. 药物化学实验[M]. 北京：中国医药科技出版社，2018.

[3] 尤启冬. 药物化学实验与指导[M]. 2版. 北京：中国医药科技出版社，2021.

[4] 胡安身，秦定英，张金堂，等. 盐酸普鲁卡因国内外合成工艺概述[J]. 医药工业，1982，2：34-37.

实验十　苯佐卡因的合成

药物背景知识：

苯佐卡因，化学名称为对氨基苯甲酸乙酯，化学式是 $C_9H_{11}NO_2$。无色斜方形结晶，无嗅无味，易溶于醇、醚、氯仿等有机溶剂，可溶于稀酸，难溶于水。临床上用作局部麻醉药，用于创面、溃疡面、烧伤、皮肤擦裂及痔疮的镇痛、止痒等，使用浓度一般为 5%～20%。该品具有可燃性，有轻度致敏作用。

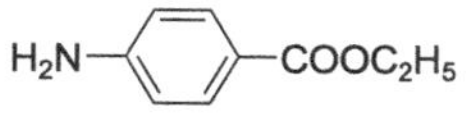

苯佐卡因

一、实验目的

1. 学习并掌握氧化反应、酯化反应、还原反应的原理及实验基本操作。

2. 通过苯佐卡因的合成熟悉多步药物合成的一般过程。

二、合成路线

苯佐卡因的合成常以对硝基甲苯或其氧化衍生物对硝基苯甲酸等为原料，通过氧化、酯化以及还原等反应合成苯佐卡因。

方法一：

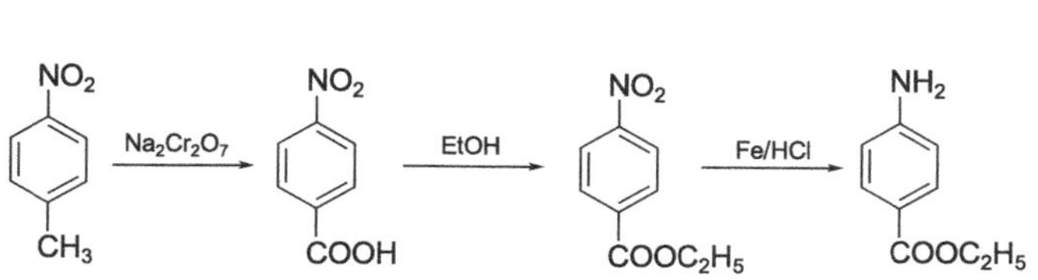

以对硝基甲苯为原料，经重铬酸钠氧化得到对硝基苯甲酸，酯化生成对硝基苯甲酸乙酯后，再经铁/酸还原生成苯佐卡因。

方法二：

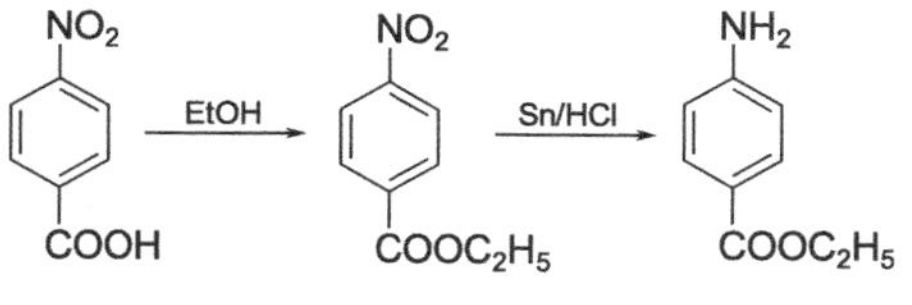

直接以对硝基苯甲酸为原料,与乙醇进行酯化反应生成对硝基苯甲酸乙酯,然后再经还原反应生成苯佐卡因。

方法三:

以对硝基苯乙酮为原料,与硅酸四乙酯发生酰化反应生成对硝基苯甲酸乙酯,然后再经还原反应生成苯佐卡因。

本实验采用第一种方法,以对硝基甲苯为原料,经重铬酸钠氧化得到对硝基苯甲酸,然后在浓硫酸催化下与乙醇酯化生成对硝基苯甲酸乙酯,再经铁/酸还原生成苯佐卡因。

三、实验器材

1. 实验仪器

圆底三颈瓶(100mL)、烧杯(100mL)、量筒(10mL)、抽滤瓶、布氏漏斗、恒压滴液漏斗、球形冷凝管、温度计、磁力搅拌器、循环水真空泵。

2. 主要实验试剂及理化常数

苯佐卡因合成中的主要实验试剂及理化常数见表3-17。

表3-17 苯佐卡因合成中的主要实验试剂及理化常数

名称	结构式	CAS号	分子式	分子量	沸点或熔点	溶解性
对硝基甲苯	O_2N—⬡—CH_3	99-99-0	$C_7H_7NO_2$	137.14	m.p. 51～54℃	溶于乙醇、氯仿等有机溶剂
对硝基苯甲酸	O_2N—⬡—$COOH$	62-23-7	$C_7H_5NO_4$	167.12	m.p. 239℃	微溶于水,溶于乙醇
对硝基苯甲酸乙酯	O_2N—⬡—$COOCH_2CH_3$	99-77-4	$C_9H_9NO_4$	195.17	m.p. 57℃	溶于乙醇,不溶于水
重铬酸钠	$Na_2Cr_2O_7$	10588-01-9	$Na_2Cr_2O_7$	263.98	m.p. 261.96℃	溶于水不溶于醇
浓硫酸	H_2SO_4	7664-93-9	H_2SO_4	98.08	b.p. 337℃	与水互溶
氢氧化钠	NaOH	1310-73-2	NaOH	40.00	m.p. 318.4℃	易溶于水
盐酸	HCl	7647-01-0	HCl	36.46	b.p. 48℃	与水混溶
冰醋酸	CH_3COOH	64-19-7	$C_2H_4O_2$	60.05	b.p. 117.9℃	与水混溶
乙醇	CH_3CH_2OH	64-17-5	C_2H_6O	46.07	b.p. 78.3℃	与水混溶

名称	结构式	CAS 号	分子式	分子量	沸点或熔点	溶解性
铁粉	Fe	7439-89-6	Fe	55.85	m. p. 1538℃	不溶于水及有机溶剂
苯佐卡因	$H_2N-\!\!\!\!\bigcirc\!\!\!\!-COOC_2H_5$	94-06-7	$C_9H_{11}NO_2$	165.19	m. p. 88～90℃	难溶于水，易溶于乙醇、氯仿、乙醚

四、实验方法

（一）对硝基苯甲酸的制备

1. 实验原理

$$\underset{CH_3}{\underset{|}{\overset{NO_2}{\overset{|}{\bigcirc}}}} + Na_2Cr_2O_7 + 4\,H_2SO_4 \longrightarrow \underset{COOH}{\underset{|}{\overset{NO_2}{\overset{|}{\bigcirc}}}} + Na_2SO_4 + Cr_2(SO_4)_3 + 5\,H_2O$$

对硝基甲苯在浓硫酸催化下，被重铬酸钠氧化为对硝基苯甲酸。

2. 实验装置

对硝基苯甲酸制备实验装置图见图 3-13。

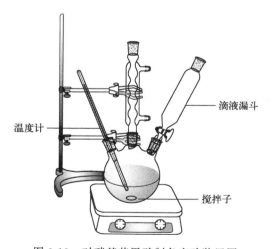

温度计
滴液漏斗
搅拌子

图 3-13　对硝基苯甲酸制备实验装置图

3. 原料规格及投料量

对硝基苯甲酸制备中的原料规格及投料量见表 3-18。

表 3-18 对硝基苯甲酸制备中的原料规格及投料量

试剂名称	规格	投料量	用途
对硝基甲苯	化学纯	4.1g（0.03mol）	反应原料
重铬酸钠	化学纯	11.9g（0.045mol）	氧化剂
浓硫酸	化学纯	16mL	氧化剂
氢氧化钠	化学纯	适量	中和

4. 实验操作

（1）向 100mL 三颈瓶中，加入重铬酸钠 11.9g，水 30mL，搅拌。

（2）待重铬酸钠溶解后，加入对硝基甲苯 4.1g，用滴液漏斗滴加 16mL 浓硫酸。

（3）加热，保持反应液处于微沸状态，反应时间为 60min（反应中，球形冷凝器中可能有白色针状的对硝基甲苯析出，可适当关小冷凝水，使其熔融）。

（4）冷却后，将反应液倾入 50mL 冷水中，抽滤；残渣用 30mL 水分 3 次洗涤。

（5）将滤渣转移到烧杯中，加入 5％ 硫酸 20mL，在沸水浴上加热 10min，并不时搅拌，冷却后抽滤。

（6）滤渣溶于 35mL 温热的 5％ 氢氧化钠溶液中，在 50℃ 左右时抽滤。

（7）滤液加入活性炭 0.5g 脱色（5～10min），趁热抽滤。

（8）冷却，在充分搅拌下，将滤液慢慢倒入 15％ 硫酸 25mL 中，抽滤，洗涤，干燥，计算收率，备用。

（二）对硝基苯甲酸乙酯的制备

1. 实验原理

$$\begin{array}{c} NO_2 \\ \hline \\ COOH \end{array} + CH_3CH_2OH \underset{}{\overset{H_2SO_4}{\rightleftharpoons}} \begin{array}{c} NO_2 \\ \hline \\ COOC_2H_5 \end{array} + H_2O$$

无水条件下，对硝基苯甲酸在强酸的催化下，与乙醇发生酯化反应，生成苯甲酸乙酯。

2. 实验装置

对硝基苯甲酸乙酯制备实验装置图见图 3-14。

3. 原料规格及投料量

对硝基苯甲酸乙酯制备中的原料规格及投料量见表 3-19。

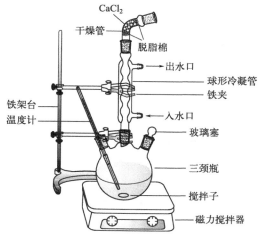

图 3-14 对硝基苯甲酸乙酯制备实验装置图

表 3-19 对硝基苯甲酸乙酯制备中的原料规格及投料量

试剂名称	规格	投料量	用途
对硝基苯甲酸	化学纯	3.3g（0.02mol）	反应原料
浓硫酸	化学纯	2mL	催化剂、脱水剂
无水乙醇	化学纯	15mL	反应原料、溶剂
碳酸钠	化学纯	适量	猝灭反应

4. 实验操作

（1）向干燥的 100mL 圆底烧瓶中加入对硝基苯甲酸 3.3g，无水乙醇 15mL，逐渐加入浓硫酸 2mL，摇匀，装上氯化钙干燥管，组装回流装置。

（2）加热回流 60min（温度控制在 100～120℃）。

（3）稍冷却，将反应液倾入到 50mL 水中，抽滤。

（4）滤渣移至乳钵中，研细，加入 5％碳酸钠溶液 5mL，研磨 5min，测 pH 值（检查反应物是否呈碱性）。

（5）抽滤，用少量水洗涤，干燥，计算收率，备用。

（三）对氨基苯甲酸乙酯的制备

1. 实验原理

$$\underset{\text{COOC}_2\text{H}_5}{\underset{}{\text{NO}_2-}}\ \xrightarrow{\text{Fe/CH}_3\text{COOH}}\ \underset{\text{COOC}_2\text{H}_5}{\underset{}{\text{NH}_2-}}$$

对硝基苯甲酸乙酯在铁/酸还原剂的作用下，硝基被还原成氨基，生成对氨基苯甲酸乙酯。

2. 实验装置

对硝基苯甲酸乙酯制备实验装置图见图 3-15。

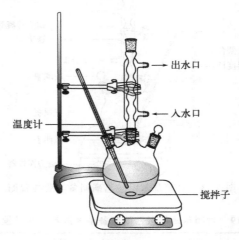

图 3-15　对硝基苯甲酸乙酯制备实验装置图

3. 原料规格及投料量

对硝基苯甲酸乙酯制备的原料规格及投料量见表 3-20。

表 3-20　对硝基苯甲酸乙酯制备的原料规格及投料量

试剂名称	规格	投料量	用途
对硝基苯甲酸乙酯	化学纯	2.9g（0.015mol）	反应原料
铁粉	化学纯	3.4g	还原剂
冰醋酸	化学纯	2mL	还原剂
碳酸钠	化学纯	适量	猝灭反应

4. 实验操作

（1）铁粉需预处理，处理方法为：称取铁粉 10g 置于烧杯中，加入 2% 盐酸 25mL，在石棉网上加热至微沸，抽滤，水洗至 pH 5～6，烘干，备用。

（2）向 100mL 三颈瓶中，加入 18mL 水、2mL 冰醋酸和已经处理过的铁粉 3.4g；加热至 95～98℃，反应 5min。

（3）稍冷，加入对硝基苯甲酸乙酯 2.9g 和 95% 乙醇 18mL，高速搅拌下，回流反应 60～90min。

（4）稍冷，搅拌下分次加入温热的碳酸钠饱和溶液 30mL（由碳酸钠 3g 和水 30mL 配成）；搅拌片刻，立即抽滤（布氏漏斗需预热），滤液冷却后析出结晶，抽滤，产品用稀乙醇洗涤，干燥得粗品，计算收率。

五、注意事项

1. 对硝基苯甲酸制备过程中，在用 5% 氢氧化钠处理滤渣时，温度应保持在 50℃ 左右，若温度过低，对硝基苯甲酸钠会析出而被滤去。

2. 酯化反应须在无水条件下进行，如有水进入反应系统中，收率将降低。无水操作的要点是：原料干燥无水；所用仪器、量具干燥无水；反应期间避免水进入反应瓶。

3. 硝基还原反应以铁粉作为还原剂，铁粉为黑色且密度较大，加入后在瓶底形成黑色黏稠物，反应过程中磁力搅拌器要提供足够的功率以将铁粉搅拌起来，以起到较好的还原作用。另外铁粉要活化，否则还原效果不佳。

六、实验思考题

1. 氧化反应完毕，将对硝基苯甲酸从混合物中分离出来的原理是什么？
2. 酯化反应为什么需要无水操作？
3. 铁/酸还原反应的原理是什么？

七、实验小结

通过本实验，熟悉以苯佐卡因为代表的多步药物合成的基本过程，学习并进一步巩固氧化反应、酯化反应、还原反应的基本操作。

参考文献

[1] 曹志凌. 药物化学实验[M]. 南京：南京大学出版社，2020.

[2] 许军. 药物化学实验[M]. 北京：中国医药科技出版社，2018.

[3] 寇成，杨晓婧，李楠楠. 苯佐卡因合成方法研究进展[J]. 现代盐化工，2022，49(2)：14-15.

[4] 赵丽敏. 实验室中苯佐卡因的制备[J]. 齐齐哈尔医学院学报，2009，30(10)：1223-1224.

[5] 徐炜华，殷康. 苯佐卡因的合成新方法[J]. 当代化工研究，2020(4)：135-136.

实验十一　溴新斯的明的合成

药物背景知识：

溴新斯的明为胆碱酯酶抑制剂，通过抑制乙酰胆碱酯酶的活性，减少突触间隙乙酰胆碱的降解，导致乙酰胆碱的积聚，从而延长并增强乙酰胆碱的作用，属于间接拟胆碱药。溴新斯的明源于对毒扁豆碱的结构简化，化学结构由三部分组成，即季铵碱阳离子部分、芳香环部分及氨基甲酸酯部分。

溴新斯的明为白色结晶性粉末，熔点为 171～176℃，熔融时同时分解；易溶于乙醇和氯仿（1:10），极易溶于水（1:1），水溶液呈中性，几乎不溶于乙醚。

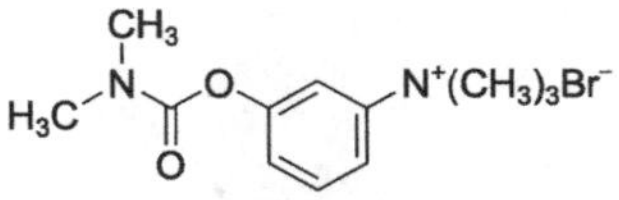

溴新斯的明

一、实验目的

1. 掌握 N-烷基化反应原理和操作要求。
2. 熟悉酯化反应操作和注意事项。

二、合成路线

溴新斯的明合成的关键是氨基甲酸酯的制备，主要有两条合成路线，分别用到光气或二甲氨基甲酰氯。

路线一：以间氨基苯酚为原料，与硫酸二甲酯反应制备间二甲氨基苯酚，间二甲氨基苯酚在苯或氯仿中与光气反应制得氯甲酸酯，再与二甲胺反应，最后与溴甲烷季铵化制得溴新斯的明。

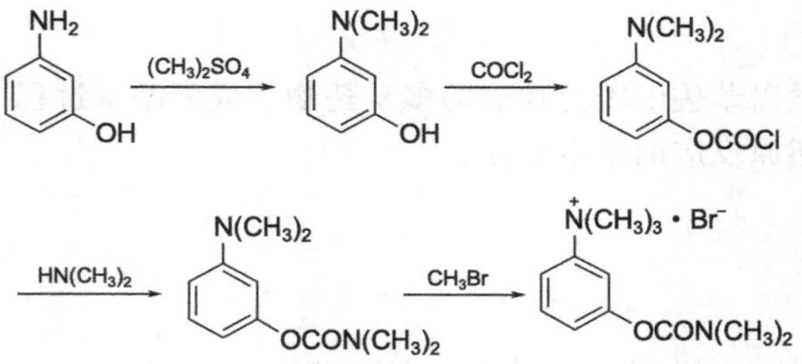

路线二：同样以间氨基苯酚为原料，经甲基化与二甲氨基甲酰氯成酯，再经季铵化制得。

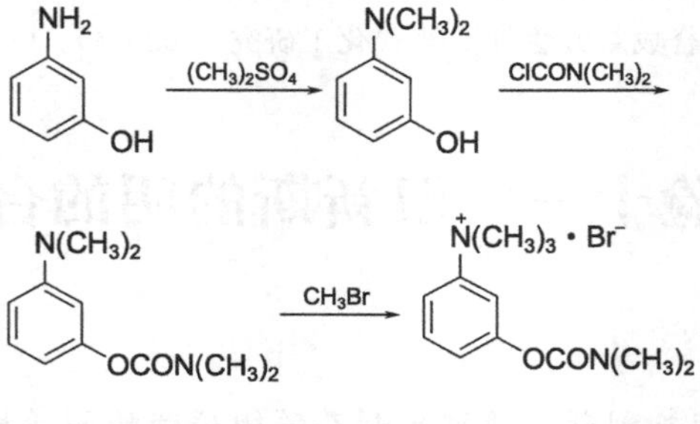

本实验采用路线二，间氨基苯酚与硫酸二甲酯发生 N-烷基化反应生成 3-二甲氨基苯酚，然后与二甲氨基甲酰氯发生酯化反应生成新斯的明，最后与溴甲烷反应制得溴新斯的明。在制备氨基甲酸酯的过程中选用了二甲氨基甲酰氯，避免了传统路线中所使用的光气和二甲胺，使反应更加安全、环保。

三、实验器材

1. 实验仪器

三颈瓶（标准口，50mL、100mL）、烧杯（50mL）、量筒（10mL）、抽滤瓶、布氏漏斗、球形冷凝管（标准口）、温度计、磁力搅拌器、干燥管、恒压滴液漏斗、旋转蒸发仪、循环水真空泵。

2. 主要实验试剂及理化常数

溴新斯的明合成中的主要实验试剂及理化常数见表 3-21。

表 3-21　溴新斯的明合成中的主要实验试剂及理化常数

名称	结构式	CAS 号	分子式	分子量	沸点或熔点	溶解性
间氨基苯酚		591-27-5	C_6H_7NO	109.05	m. p. 121℃	微溶于水，溶于乙醇、乙醚、氯仿
硫酸二甲酯	$H_3CO-S(=O)(=O)-OCH_3$	77-78-1	$C_2H_6O_4S$	126.13	b. p. 188.0℃	剧毒，透明油状液体，密度为 1.33g/mL
3-二甲氨基苯酚		99-07-0	$C_8H_{11}NO$	137.18	m. p. 85℃	溶于乙醇、乙醚、苯、丙酮、碱和无机酸，几乎不溶于水
二甲氨基甲酰氯		79-44-7	C_3H_6ClNO	107.5	b. p. 167℃	无色透明油状液体，溶于乙醚、二硫化碳和苯等有机溶剂，密度为 1.168g/mL
溴甲烷	CH_3Br	74-83-9	CH_3Br	94.9	b. p. 4℃	无色气体，不溶于水，溶于乙醇、乙醚、氯仿、苯等多数有机溶剂
新斯的明		59-99-4	$C_{12}H_{19}N_2O_2$	223.3	b. p. 313.6℃	溶于丙酮、乙醇
溴新斯的明		114-80-7	$C_{12}H_{19}BrN_2O_2$	303.2	m. p. 175～177℃	白色结晶性粉末，极易溶于水，易溶于乙醇

四、实验方法

（一） 3-二甲氨基苯酚的合成

1. 实验原理

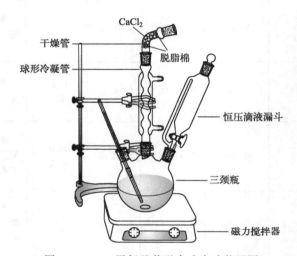

2. 实验装置

3-二甲氨基苯酚合成实验装置图见图 3-16。

图 3-16　3-二甲氨基苯酚合成实验装置图

3. 原料规格及投料量

3-二甲氨基苯酚合成中原料规格及投料量见表 3-22。

表 3-22　3-二甲氨基苯酚合成中原料规格及投料量

试剂名称	规格	投料量	用途
间氨基苯酚	化学纯	11g（0.10mol）	反应物
硫酸二甲酯	化学纯	19mL（0.2mol）	甲基化试剂
甲苯	化学纯	30mL	溶剂
碳酸氢钠	化学纯	适量	后处理

4. 实验操作

（1）在干燥的 100mL 的三颈瓶中，加入 11g 间氨基苯酚、30mL 甲苯，搅拌至完全溶解，室温滴加 19mL 硫酸二甲酯，控制在 15min 内滴加完毕，加完后升温至 75℃ 反应 2h，反应结束后冷却至室温。

（2）加入饱和碳酸钠水溶液中和反应生成的硫酸，调节 pH 至 8～9，分层取有机层。

（3）有机层经旋转蒸发仪除去甲苯，剩余有机层减压蒸馏，收集 165～170℃ 的馏分，冷却固化后得到 3-二甲氨基苯酚，称重、测熔点，计算收率。

【注释】

[1] 硫酸二甲酯为重要的甲基化试剂，它的甲基可以与羟基、硫基、氨基或亚氨基的氢原子在碱性条件下进行交换。但是毒性大，具有致癌性，为危险化学品，使用时应在通风橱中进行，同时做好实验个人防护。

[2] 硫酸二甲酯遇水或湿气时水解，在冷水中分解缓慢，产生硫酸氢甲酯和甲醇，随温度上升分解加快，因此本反应为无水反应，所用试剂和仪器需干燥后使用。

（二）新斯的明的合成

1. 实验原理

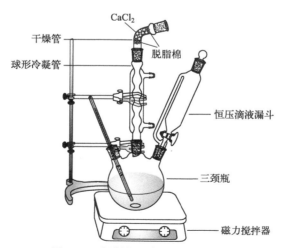

2. 实验装置

新斯的明合成的实验装置图见图 3-17。

图 3-17　新斯的明合成实验装置图

3. 原料规格及投料量

新斯的明合成中原料规格及投料量见表 3-23。

表 3-23　新斯的明合成中原料规格及投料量

试剂名称	规格	投料量	用途
3-二甲氨基苯酚	化学纯	7g（0.05mol）	反应物
二甲氨基甲酰氯	化学纯	4g（0.04mol）	反应物
三乙胺	化学纯	10mL	缚酸剂（碱）
吡啶	化学纯	1mL	催化剂
氢氧化钠	自制	适量	后处理
甲苯	化学纯	50mL	溶剂

4. 实验操作

（1）在干燥的 250mL 的三颈瓶中，加入 7g 3-二甲氨基苯酚、10mL 三乙胺、1mL 吡啶和 50mL 甲苯，搅拌至完全溶解，室温条件下滴加 4g 二甲氨基甲酰氯，滴加完全后于 45～50℃反应 2h。

（2）反应冷却至室温，加入蒸馏水 50mL 中止反应，分液取有机层。有机层依次用 10％氢氧化钠溶液、饱和 NaCl 水溶液洗涤，有机层加入无水硫酸钠干燥。

（3）过滤去除硫酸钠固体，滤液经旋转蒸发仪旋干燥得新斯的明粗品，称重，计算收率。

【注释】

[1] 二甲氨基甲酰氯遇水易分解，反应需要在无水条件下进行。

[2] 三乙胺起缚酸剂作用，和生成物中的 HCl 结合，形成三乙胺盐酸盐。

[3] 反应物中 3-二甲氨基苯酚投料略过量，未完全反应的 3-二甲氨基苯酚的酚羟基可在后处理中与 10％氢氧化钠溶液生成水溶性钠盐，据此可除去未完全反应的原料。

（三）溴新斯的明的合成

1. 实验原理

2. 实验装置

溴新斯的明合成实验装置图见图 3-18。

3. 原料规格及投料量

溴新斯的明合成中原料规格及投料量见表 3-24。

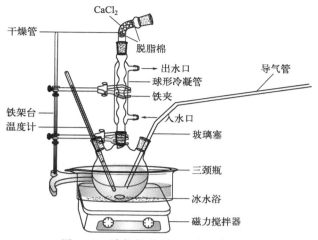

图 3-18　溴新斯的明合成实验装置图

表 3-24　溴新斯的明合成中原料规格及投料量

试剂名称	规格	投料量	用途
新斯的明	化学纯	8g（0.036mol）	反应物
溴甲烷	化学纯	—	反应物
丙酮	化学纯	20mL	溶剂
无水乙醇	化学纯	30mL	重结晶溶剂

4. 实验操作

（1）在 100mL 的三颈瓶中，加入 8g 新斯的明，溶于 20mL 丙酮，冰水浴冷却，搅拌至完全溶解，当反应液温度低于 4℃ 后，通入溴甲烷气体，冰水浴条件下搅拌 2h。

（2）反应结束后，室温放置过夜，析出晶体，过滤得到溴新斯的明粗品。

（3）将粗品用 30mL 无水乙醇重结晶，得到溴新斯的明精制品。

（4）烘干产品，称重，计算收率，测熔点。

【注释】

溴新斯的明水溶性好，在乙醇中溶解性随温度变化较大，因此采用无水乙醇作重结晶溶剂，用于产品的精制。

五、注意事项

1. 酰氯反应活性很高，遇水快速水解生成羧酸，制得的酰氯不能久置。3-二甲氨基苯酚的合成需要在无水条件下进行，实验前应提前烘干玻璃仪器，加热时不能用水浴。

2. 溴甲烷沸点为 4℃，室温下以气体状态存在，一般储存于气体钢瓶中，反应时气体导管一定要深入到液面以下。

3. 溴新斯的明的制备过程需要将反应液提前冰浴冷却到 4℃，是为了使溴甲烷能够在反应体系中以液体形式存在。

六、实验思考题

1. 常用的甲基化试剂除了本实验中用到的硫酸二甲酯，还有哪些试剂？
2. 新斯的明的合成中，三乙胺和吡啶的作用什么？

七、实验小结

通过本实验，了解胆碱酯酶抑制剂的作用机制和临床应用，熟悉常用甲基化试剂的种类和特点，掌握 *N*-甲基化的基本操作方法。

参考文献

[1] 赵洁. 甲硫酸新斯的明关键中间体的合成工艺研究[D]. 郑州：郑州大学，2020.
[2] 李雯，刘宏民. 药物化学实验双语教程[M]. 北京：化学工业出版社，2019.

实验十二　硝苯地平的合成

药物背景知识：

硝苯地平，化学名为 1,4-二氢-2,6-二甲基-4-(2-硝基苯基)-3,5-吡啶二羧酸二甲酯，是一种二氢吡啶类钙通道阻滞剂，用于预防和治疗冠心病心绞痛，特别是变异型心绞痛和冠状动脉痉挛所致心绞痛。它对呼吸功能没有不良影响，故适用于患有呼吸道阻塞性疾病的心绞痛患者，其疗效优于 β 受体拮抗剂。它还适用于各种类型的高血压，对顽固性、重度高血压也有较好疗效。由于能降低后负荷，对顽固性充血性心力衰竭亦有良好疗效，宜于长期服用。硝苯地平熔点为 171～175℃，见光易降解，易溶于丙酮或三氯甲烷，略溶于乙醇，几乎不溶于水。

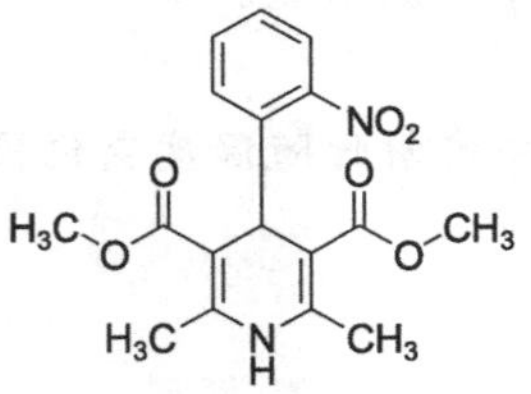

硝苯地平

一、实验目的

1. 熟练掌握有机实验的基本操作，熟悉硝苯地平的实验室制备方法。
2. 掌握 Hanstzch 反应原理。

二、合成路线

硝苯地平是通过经典的 Hantzsch 反应进行制备的，该反应是由一分子醛、两分子 β-酮酸酯及一分子氨发生缩合反应得到二氢吡啶衍生物。现在工业上大多数厂家均通过该法合成，以邻硝基苯甲醛和乙酰乙酸甲酯为原料，通过一锅法进行制备。

合成方法：

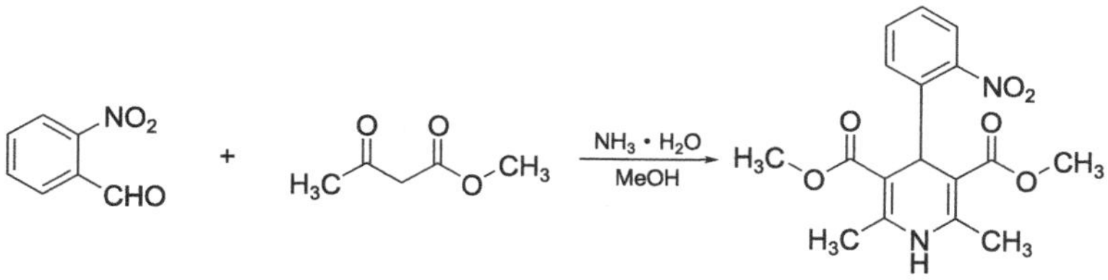

本实验以氨水作为氮源，邻硝基苯甲醛和乙酰乙酸甲酯为起始原料，甲醇作为溶剂，通过加热回流反应生成硝苯地平。

三、实验器材

1. 实验仪器

铁架台、三颈瓶（标准口，50mL）、量筒（10mL）、搅拌子、抽滤瓶、布氏漏斗、球形冷凝管（标准口）、温度计、磁力搅拌器、循环水真空泵。

2. 主要实验试剂及理化常数

硝苯地平合成中的主要实验试剂及理化常数见表 3-25。

表 3-25　硝苯地平合成中的主要实验试剂及理化常数

名称	结构式	CAS 号	分子式	分子量	沸点或熔点	溶解性
邻硝基苯甲醛	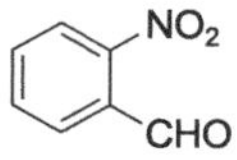	552-89-6	$C_7H_5NO_3$	151.12	m. p. 43～44℃	易溶于乙醇、乙醚、苯，微溶于水
乙酰乙酸甲酯	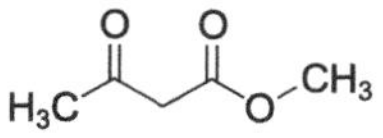	105-45-3	$C_5H_8O_3$	116.12	b. p. 169～170℃	溶于水，溶于大多数有机溶剂
氨水	$NH_3 \cdot H_2O$	1336-21-6	$NH_3 \cdot H_2O$	35.05	b. p. 34.5℃	易溶于水
硝苯地平	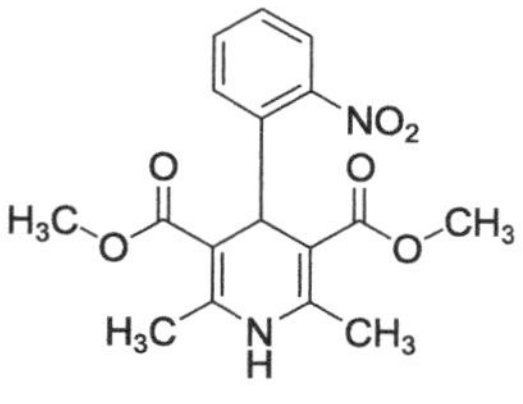	21829-25-4	$C_{17}H_{18}N_2O_6$	346.33	m. p. 171～175℃	在丙酮或三氯甲烷中易溶，在乙醇中略溶，在水中几乎不溶

四、实验方法

1. 实验原理

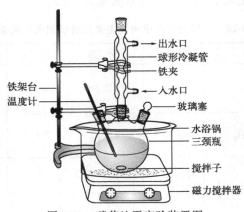

硝苯地平的制备首先由乙酰乙酸甲酯与氨水发生缩合反应生成烯胺中间体 A，然后邻硝基苯甲醛与乙酰乙酸甲酯在氨水的作用下发生 Knoevenagel 反应生成中间体 B，最后两个中间体再发生 Micheal 加成，经过闭环、脱水最终得到硝苯地平。

2. 实验装置

硝苯地平制备实验装置图见图 3-19。

图 3-19　硝苯地平实验装置图

3. 原料规格及投料量

硝苯地平制备中原料规格及投料量见表 3-26。

表 3-26 硝苯地平制备中原料规格及投料量

试剂名称	规格	投料量	用途
邻硝基苯甲醛	化学纯	5g（0.033mol）	反应物
乙酰乙酸甲酯	化学纯	11mL（0.099mol）	反应物
氨水	化学纯	5mL	氮源
甲醇	化学纯	13mL	溶剂
乙醇	化学纯	13mL	洗涤

4. 实验操作

（1）在干燥的 50mL 三颈瓶中，加入邻硝基苯甲醛 5g、乙酰乙酸甲酯 11mL 及 5mL 氨水，最后加入 13mL 甲醇，安装上回流冷凝装置，开启搅拌。

（2）在遮光条件下，缓慢加热（水浴）反应液至回流，约 68℃，保温回流反应 4h。

（3）反应结束后，将反应液冷却至 20℃，搅拌析晶 1h，有固体析出，抽滤，收集滤饼，滤饼用乙醇淋洗即得硝苯地平，收率约 60%。

五、注意事项

1. 邻硝基苯甲醛对皮肤有刺激性，实验时需做好防护，如佩戴好手套等。
2. 甲醇蒸气能损害人的呼吸道黏膜和视力，反应全程需在通风橱内进行。
3. 硝苯地平的制备全过程需避光，硝苯地平见光易降解。

六、实验思考

1. 简述 Hantzsch 反应的机理。
2. 硝苯地平的合成中氮源可以选取哪些化学试剂？

七、实验小结

通过本实验，了解 Hantzsch 反应以及降压药二氢吡啶类化合物硝苯地平的合成及注意事项。

参考文献

[1] 李公春，田源，李存希，等. 硝苯地平的合成[J]. 浙江化工，2015，46(3)：26-29.
[2] 胡敏培. 硝苯啶及其中间体邻硝基苯甲醛合成工艺概述[J]. 中国医药工业杂志，1988，19(3)：140-142.

实验十三　苯妥英钠的合成

药物背景知识：

　　苯妥英钠，也称作大仑丁、地仑丁，为抗癫痫大发作首选药物，也用作抗心律失常药物。该药物对大脑皮层运动区有高度选择性抑制作用，通过稳定脑细胞膜的功能及增加脑内神经递质 5-羟色胺（5-HT）和 γ-氨基丁酸（GABA）的作用，来防止异常放电的传播，可用于治疗复杂部分性癫痫发作（颞叶癫痫、精神运动性发作）、单纯部分性发作（局限性发作）、全身强直阵挛性发作和癫痫持续状态。该药物还能作用于中枢神经系统，降低突触传递或降低引起神经元放电的短暂刺激，因此具有抗神经痛的作用，用于治疗三叉神经痛和坐骨神经痛、发作性舞蹈手足徐动症、发作性控制障碍、肌强直症及隐性营养不良性大疱性表皮松解。它还可对心房与心室的异位节律有抑制作用，也可加速房室的传导，降低心肌自律性，具有抗心律失常作用。

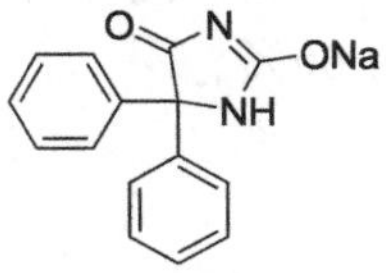

苯妥英钠

一、实验目的

　　1.熟悉安息香缩合、二苯乙醇酸重排的反应机理。
　　2.掌握苯妥英钠的合成方法。
　　3.巩固并提高化合物的脱色与纯化方法。

二、合成路线

　　苯妥英钠的主要合成方法分为三步：①苯甲醛发生安息香缩合生成安息香；②经氧化生成 1,2-二苯乙二酮；③在碱性条件下，与尿素缩合并经重排生成苯妥英，经成盐反应得到苯妥英钠。

　　安息香缩合反应早期的催化剂是剧毒的氰化物，近来改用维生素 B_1，价格便宜，操作安全，效果良好。维生素 B_1 又叫硫胺素，是一种生物辅酶，维生素 B_1 分子中噻唑环上的 S 和 N 之间的氢原子有较大的酸性，在碱的作用下形成碳负离子，进攻苯甲醛的醛基，使羰基碳极性反转，催化安息香的形成。氧化反应可选用不同类型的氧化剂，常用的有三氯化铁、稀硝酸等。其中，硝酸为强氧化剂，被还原后产生具有刺激性的氧化氮气体，使用时应注意安全。

苯甲醛 $\xrightarrow{\text{维生素B}_1}$ 安息香 $\xrightarrow{\text{FeCl}_3\cdot6\text{H}_2\text{O}}$ 1,2-二苯乙二酮

$\xrightarrow[\text{② HCl}]{\text{① NH}_2\text{CONH}_2,\text{NaOH}}$ 苯妥英 $\xrightarrow{\text{NaOH}}$ 苯妥英钠

三、实验器材

1. 实验仪器

三颈瓶（标准口，100mL、50mL）、烧杯（100mL）、量筒（10mL）、抽滤瓶、布氏漏斗、球形冷凝管（标准口）、温度计、磁力搅拌器、干燥管、恒压滴液漏斗、循环水真空泵。

2. 主要实验试剂及理化常数

苯妥英钠合成中的主要实验试剂及理化常数见表 3-27。

表 3-27 苯妥英钠合成中的主要实验试剂及理化常数

名称	结构式	CAS 号	分子式	分子量	沸点或熔点	溶解性
苯甲醛		100-52-7	C_7H_6O	106.12	b. p. 179℃	在每 100mL 水中小于 0.01g
安息香		579-44-2	$C_{14}H_{12}O_2$	212.24	m. p. 134~138℃	不溶于冷水，微溶于乙醚，溶于乙醇
1,2-二苯乙二酮		134-81-6	$C_{14}H_{10}O_2$	210.23	m. p. 95~96℃	溶于乙醇、乙醚、丙酮、苯、氯仿等有机溶剂，不溶于水
苯妥英		57-41-0	$C_{15}H_{12}N_2O_2$	252.27	m. p. 293~295℃	在每 100mL 水中小于 0.01g，溶于 DMSO
苯妥英钠		630-93-3	$C_{15}H_{11}N_2O_2Na$	274.27	m. p. 292~299℃	易溶于水，溶于乙醇，不溶于氯仿

名称	结构式	CAS 号	分子式	分子量	沸点或熔点	溶解性
维生素 B₁	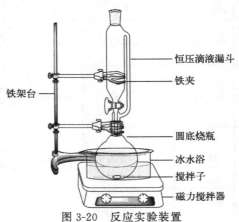	67-03-8	$C_{12}H_{17}ClN_4OS$	337.27	m. p. 245~250℃	极易溶于水，微溶于乙醇，不溶于乙醚、苯、氯仿和丙酮

四、实验方法

（一）安息香的制备

1. 实验原理

苯甲醛 ——维生素B₁——> 安息香

2. 实验装置

安息香制备的反应装置如图 3-20 所示。

图中标注：
- 恒压滴液漏斗
- 铁夹
- 铁架台
- 圆底烧瓶
- 冰水浴
- 搅拌子
- 磁力搅拌器

图 3-20　反应实验装置

3. 原料规格及投料量

安息香制备中原料规格及投料量见表 3-28。

表 3-28　安息香制备中原料规格及投料量

试剂名称	规格	投料量	用途
苯甲醛	化学纯	22.5mL（0.22mol）	原料
维生素 B₁	化学纯	6.0g（0.018mol）	催化剂

试剂名称	规格	投料量	用途
95%乙醇	化学纯	60mL	原料
2mol/L 氢氧化钠	化学纯	22.5mL	催化剂
蒸馏水	—	适量	溶剂

4. 实验操作

（1）搭建实验装置，在 100mL 三颈瓶中，加入 6.0g 维生素 B_1、30mL 蒸馏水（提前冰浴冷却），搅拌溶解，向上述溶液中加入 60mL 95%乙醇，逐滴加入 22.5mL 2mol/L 氢氧化钠水溶液（提前冰浴冷却）。

（2）滴加完毕，冰水浴搅拌 5min，加入 22.5mL 新蒸的苯甲醛，冰水浴下搅拌 40min，用保鲜膜封住瓶口，室温放置 2 天。

（3）抽滤，得淡黄色结晶，用 100mL 冰水分多次洗涤，得安息香粗品，于烘箱中烘干，称重，计算收率，测定熔点。

【注释】

[1] 维生素 B_1 在酸性条件下稳定，但易吸水，在水溶液中易被空气氧化失效；遇光和 Fe、Cu、Mn 等金属离子可加速氧化；在 NaOH 溶液中噻唑环易开环失效。因此 NaOH 溶液在反应前必须用冰水充分冷却，否则，在碱性条件下维生素 B_1 会分解，这是决定本实验成败的关键。

[2] 苯甲醛容易被氧化成苯甲酸，影响实验结果，因此苯甲醛使用前要重蒸。

（二）1,2-二苯乙二酮的制备

1. 实验原理

安息香 $\xrightarrow{\text{FeCl}_3 \cdot 6\text{H}_2\text{O}}$ 1,2-二苯乙二酮

2. 实验装置

1,2-二苯乙二酮的反应装置见图 3-21。

3. 原料规格及投料量

1,2-二苯乙二酮制备中原料规格及投料量见表 3-29。

表 3-29　1,2-二苯乙二酮制备中原料规格及投料量

试剂名称	规格	投料量	用途
安息香	自制	3.7g（0.017mol）	反应物
六水合三氯化铁	化学纯	18.4g（0.068mol）	氧化剂

试剂名称	规格	投料量	用途
冰醋酸	化学纯	18.0mL	溶剂
95％乙醇	化学纯	适量	溶剂
蒸馏水	—	适量	溶剂

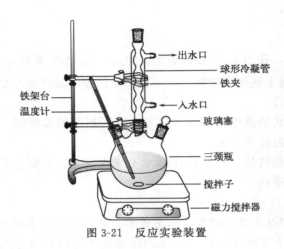

图 3-21　反应实验装置

4. 实验操作

（1）搭建实验装置，在 100mL 三颈瓶中，依次加入 18.0mL 冰醋酸、8mL 蒸馏水和 18.4g 六水合三氯化铁，搅拌均匀，加热至沸腾，5min 后加入安息香 3.7g，搅拌下加热回流 1h。

（2）反应结束，将反应液冷却至室温后倒入 20mL 冷水中，冰水浴中充分冷却，抽滤，少量冷水洗涤，所得固体即为 1,2-二苯乙二酮（粗品可用适量的乙醇进行重结晶），干燥，称重，计算收率，并测定熔点。

【注释】

[1] 加热回流时保持反应体系微沸即可。

[2] 1,2-二苯乙二酮为黄色针状晶体，用乙醇进行重结晶，当晶型很小很细时，用搅拌析晶的方法可以促使晶体长大，有利于抽滤。

（三）苯妥英钠的制备

1. 实验原理

1,2-二苯乙二酮　① NH₂CONH₂,NaOH　② HCl　→　苯妥英　NaOH　→　苯妥英钠

2. 实验装置

制备苯妥英钠的反应装置如图 3-22 所示。

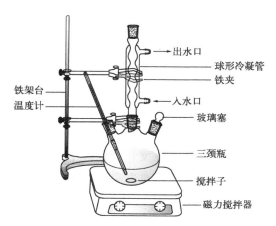

图 3-22 苯妥英钠制备反应实验装置

3. 原料规格及投料量

苯妥英钠制备中原料规格及投料量见表 3-30。

表 3-30 苯妥英钠制备中原料规格及投料量

试剂名称	规格	投料量	用途
1,2-二苯乙二酮	自制	1.0g（4.8mmol）	反应物
尿素	化学纯	0.58g（9.6mmol）	反应物
15％氢氧化钠溶液	化学纯	10mL	反应物
95％乙醇	化学纯	15mL	溶剂
10％盐酸溶液	化学纯	适量	中和反应
蒸馏水	—	适量	溶剂
活性炭	化学纯	适量	脱色

4. 实验操作

（1）按图 3-22 搭建反应实验装置，在 50mL 三颈瓶中，加入 1.0g 1,2-二苯乙二酮、0.58g 尿素、3.1mL 15％氢氧化钠溶液和 5.0mL 95％乙醇，加热回流，反应 1h，降温至室温。将反应液转移至烧杯，加入 37mL 蒸馏水，搅拌均匀，室温放置 15min，抽滤。滤液用 10％盐酸溶液调节至 pH 值为 6，析出固体，抽滤，少量冷水洗涤滤饼，得到苯妥英粗品，干燥，称重，计算收率，测定熔点。

（2）在 50mL 三颈瓶中，加入反应所得苯妥英，以粗品与水 1:4 的比例加入适量水，升温至 40℃，缓慢加入适量 15％氢氧化钠溶液直至固体完全溶解。加入活性炭，升温至 60℃并保温 10min。趁热过滤，室温放置 20min 后，冰水冷却，析出固体。

（3）过滤，少量冷水洗涤滤饼，真空干燥，得到苯妥英钠。称重，计算收率，测定熔点。产物送至指定回收点。

【注释】

苯妥英为弱酸性，几乎不溶于水，与碱成盐以改善其溶解性。

五、注意事项

1. 各步骤反应温度控制是重要的因素。整个反应是在上一步反应的基础上进行的，所用试剂的量需要按照比例计算后使用。

2. 在能保证产品纯度的前提下，可以采用快速析晶的办法，即通过迅速降温、快速搅拌，以节约析晶时间；如果不能保证产品纯度，则宜采用自然降温，缓慢搅拌析晶的方法，这样产品晶型好，杂质较少；静置析晶一般所需要时间较长，但容易使晶体颗粒长得较大。

六、实验思考题

1. 用结构式表示维生素 B_1 催化安息香缩合反应的机理。

2. 制备苯妥英钠时，乙醇的作用是什么？为何用 10％盐酸溶液调至 pH 5～6？

七、实验小结

通过本实验，熟悉安息香缩合反应、氧化反应、重排反应的原理，巩固重结晶操作。掌握苯妥英钠的一般理化性质，并利用其理化特点来达到分离、纯化的目的。

参考文献

[1] 李公春，吴长增，郭俊伟，等. 苯妥英钠的合成[J]. 浙江化工，2015，46(8)：23-25.

[2] 蔡乐，李雪，韦琨，等. 苯妥英钠合成实验讲授化学实验室安全问题的探讨[J]. 中国当代医药，2019，26(15)：165-167.

[3] 陈新. 苯妥英钠合成实验的改进[J]. 广州化工. 2010，38(7)：97-98.

实验十四　盐酸苯海索的合成

药物背景知识：

苯海索为 M 胆碱受体阻断药，可阻断中枢神经系统和周围神经系统中的 M 受体，中枢作用强于外周作用，能够选择性阻断纹状体的胆碱能神经通路。临床主要用于治疗帕金森综合征，有利于恢复帕金森患者脑内多巴胺和乙酰胆碱的平衡，改善患者的帕金森症状。

盐酸苯海索为白色结晶性粉末，微溶于水，饱和水溶液的 pH 值为 5～6，可溶解于甲醇、乙醇或氯仿中，在乙醚中不溶，熔点 250～256℃（分解）。

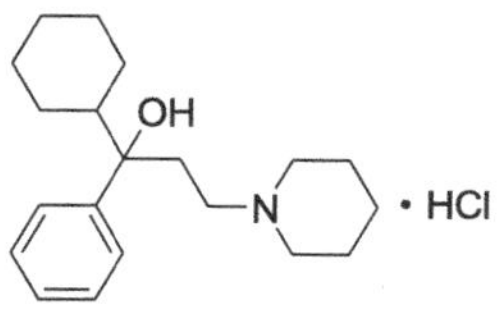

盐酸苯海索

一、实验目的

1. 掌握格氏（Grignard）试剂的操作技术及关键影响因素。
2. 理解曼尼希（Mannich）反应的原理和操作方法。
3. 了解苯海索的临床应用特点。

二、合成路线

苯海索的合成以苯乙酮为原料，与多聚甲醛、盐酸哌啶在乙醇中进行曼尼希（Mannich）反应得 β-哌啶基苯丙酮盐酸盐，再与环己基氯化镁进行格氏（Grignard）反应，产物经水解得到盐酸苯海索。合成路线如下：

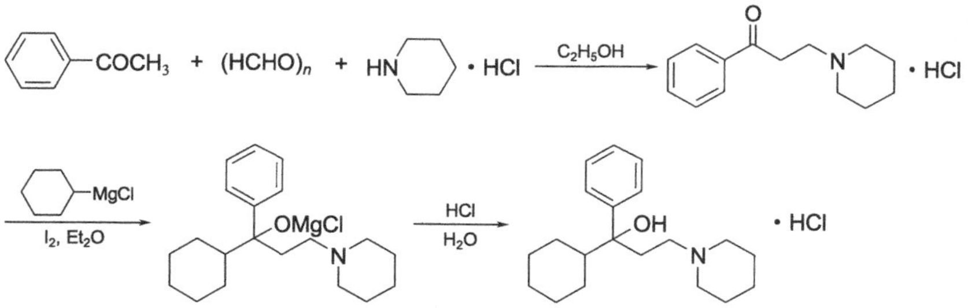

合成盐酸苯海索的关键是制备格氏试剂，格氏试剂由有机卤素化合物（卤代烷、活泼卤代芳烃）与金属镁在绝对无水的乙醚中反应形成有机镁试剂。生成的格氏试剂可不需经过分离，直接与羰基的不饱和键发生加成反应。格氏试剂是有机金属化合物中最重要的一类化合物，也是有机合成上非常重要的试剂之一。

三、实验器材

1. 实验仪器

三颈瓶（标准口，250mL、100mL）、烧杯（10mL）、量筒（10mL）、抽滤瓶、布氏漏斗、球形冷凝管（标准口）、温度计、磁力搅拌器、干燥管、恒压滴液漏斗、循环水真空泵。

2. 主要实验试剂及理化常数

盐酸苯海索合成中主要试剂及理化常数见表 3-31。

表 3-31　盐酸苯海索合成中主要试剂及理化常数

名称	结构式	CAS 号	分子式	分子量	沸点或熔点	溶解性
盐酸哌啶	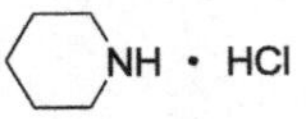 (NH · HCl)	6091-44-7	$C_5H_{12}ClN$	121.6	m. p. 245~248℃	易溶于水和乙醇
苯乙酮	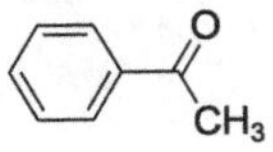 (结构式)	98-86-2	C_8H_8O	120.2	b. p. 202℃	无色或淡黄色油状液体，易溶于多数有机溶剂
多聚甲醛	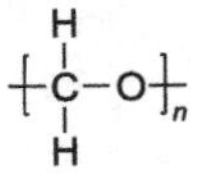 (结构式)	9002-81-7	$(CH_2O)_n$	—	m. p. 168~172℃	不溶于乙醇，微溶于冷水
氯代环己烷	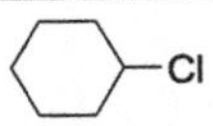 (结构式)	542-18-7	$C_6H_{11}Cl$	118.6	b. p. 142℃	不溶于水，易溶于氯仿
β-哌啶基苯丙酮盐酸盐	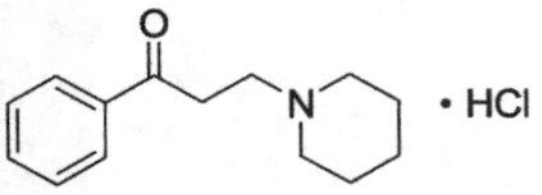 (结构式)	886-06-6	$C_{14}H_{20}ClNO$	253.8	m. p. 192~193℃	易溶于氯仿，略溶于丙酮，不溶于水和乙醚
盐酸苯海索	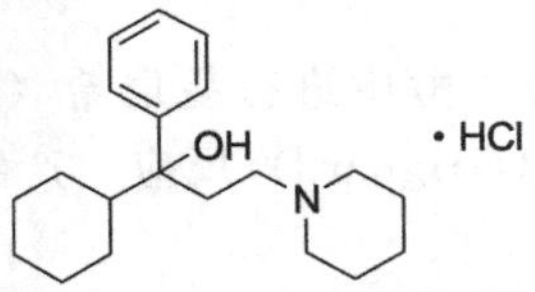 (结构式)	52-49-3	$C_{20}H_{32}ClNO$	337.9	m. p. 258℃	溶于水

四、实验方法

（一）β-哌啶基苯丙酮盐酸盐的合成

1. 实验原理

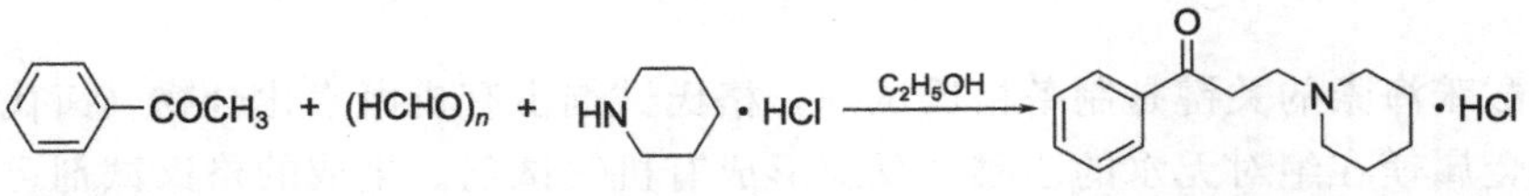

苯乙酮与多聚甲醛、盐酸哌啶在乙醇中进行 Mannich 反应制备 β-哌啶基苯丙酮盐酸盐。

2. 实验装置

制备 β-哌啶基苯丙酮盐酸盐的反应装置如图 3-23 所示。

3. 原料规格及投料量

β-哌啶基苯丙酮盐酸盐制备中原料规格及投料量见表 3-32。

表 3-32　β-哌啶基苯丙酮盐酸盐制备中原料规格及投料量

试剂名称	规格	投料量	用途
盐酸哌啶	化学纯	9.0g（0.074mol）	反应物
多聚甲醛	化学纯	7.6g	反应物

试剂名称	规格	投料量	用途
苯乙酮	化学纯	9g（0.074mol）	反应物
浓盐酸	化学纯	0.5mL	催化剂
乙醇	95%	30mL	溶剂

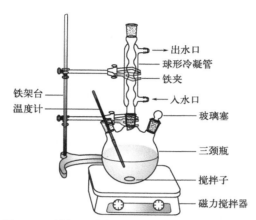

图 3-23　制备 β-哌啶基苯丙酮盐酸盐的反应装置

4. 实验操作

（1）在 100mL 三颈瓶中，依次加入 9g 苯乙酮、20mL 95% 乙醇、9g 盐酸哌啶、7.6g 多聚甲醛和 0.5mL 浓盐酸，搅拌加热，回流反应 2～3h，反应液由白色变为澄明。

（2）反应至多聚甲醛颗粒全部溶解后，将反应液转移至 100mL 烧杯中，水浴冷却结晶，抽滤，滤饼用乙醇（95%）10mL 冲洗 2～3 次，至洗涤液呈中性。

（3）滤饼抽干，于红外灯下干燥，产物为白色固体，称重，测熔点，计算收率。

【注释】

［1］多聚甲醛为白色颗粒，工业上常作为甲醛水溶液的替代，随着反应的进行，多聚甲醛逐渐溶解，反应结束时多聚甲醛颗粒应完全消失。

［2］反应溶剂为 95% 乙醇，沸点为 75℃，加热温度设置为 80～85℃。

（二）环己基氯化镁的合成

1. 实验原理

$$\text{环己基—Cl} + \text{Mg} \longrightarrow \text{环己基—MgCl}$$

2. 实验装置

环己基氯化镁的合成反应装置见图 3-24。

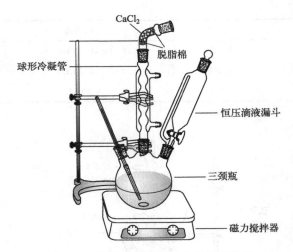

图 3-24　环己基氯化镁的合成反应装置

3. 原料规格及投料量

环己基氯化镁制备中原料规格及投料量见表 3-33。

表 3-33　环己基氯化镁制备中原料规格及投料量

试剂名称	规格	投料量	用途
氯代环己烷	化学纯	7g（0.059mol）	反应物
镁条	化学纯	2g（0.83mol）	反应物
碘	化学纯	适量	催化剂
无水乙醚	化学纯	30mL	溶剂

4. 实验操作

（1）在附有搅拌器、恒压滴液漏斗、球形冷凝管（接 $CaCl_2$ 干燥管）的 100mL 干燥三颈瓶中，依次加入镁条 2g、无水乙醚 15mL、碘 1 小粒，用恒压滴液漏斗滴加混合液（由氯代环己烷与无水乙醚 15mL 混合），先加入 20～30 滴，溶液为浅棕黄色，慢慢搅拌，颜色即刻褪去。

（2）缓慢滴加（每秒 2～3 滴）剩余混合液，以控制反应液呈微沸状态。溶液呈灰白色浑浊，继续加热回流（反应温度约为 35℃），反应至镁条全部消失，冰水浴冷却反应液，准备进行下一步反应。

【注释】

镁条表面易氧化，使用前应用砂纸打磨去除氧化层，呈现白色金属光泽，然后剪成小条。

（三）盐酸苯海索合成

1. 实验原理

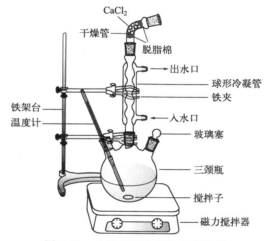

2. 实验装置

盐酸苯海索的制备反应装置见图 3-25。

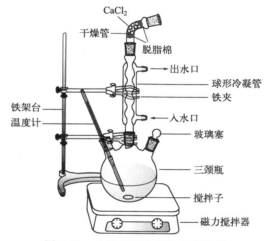

图 3-25 盐酸苯海索制备反应装置

3. 原料规格及投料量

盐酸苯海索制备中原料规格及投料量见表 3-34。

表 3-34 盐酸苯海索制备中原料规格及投料量

试剂名称	规格	投料量	用途
环己基氯化镁	上一步制备		反应物
β-哌啶基苯丙酮盐酸盐	第一步制备	10g	反应物
盐酸	化学纯	适量	反应物
活性炭	—	适量	脱色剂
乙醇	化学纯	20mL	溶剂

4.实验操作

（1）冰水浴条件下向上步反应制备的冷却的环己基氯化镁（格氏试剂）乙醚溶液中边搅拌边分次加入 10g β-哌啶基苯丙酮盐酸盐；加料完毕后加热回流 2h。

（2）反应结束后，冰水浴冷却至 8℃，冰水浴条件下将反应物极缓慢地加入含稀盐酸（10%）20mL 的烧杯中，冷却至 5℃以下，析出固体，抽滤，滤饼用 5mL 水洗 2 次，测得洗出液 pH＝6，滤饼于烘箱（T＝60℃）干燥，得浅黄色粗品。

（3）在附有冷凝管的 100mL 圆底烧瓶中，用加料漏斗依次加入粗品、活性炭（约为粗品的 2%）、乙醇 20mL，加热回流，趁热过滤，滤液于 50mL 烧杯中冷却析晶，抽滤，滤饼用少量乙醇洗 2 次，烘箱干燥（60℃），所得产品称重，测熔点，计算产率。

【注释】

［1］格氏试剂与酮的加成产物遇水即分解，水解会产生大量的热，同时生成 $Mg(OH)_2$ 沉淀，因此该反应应在冰水浴条件下进行。

［2］反应中采用乙醚作溶剂，不可用明火加热，回流时应特别注意不要将乙醚蒸干。

五、注意事项

1.盐酸苯海索的生产制备采用乙醚作溶剂，乙醚沸点较低（34.5℃），蒸气与空气可形成爆炸性混合物，遇明火高温易爆炸，故格氏试剂制备过程中应严格禁用明火。

2.格氏试剂化学性质非常活泼，需要在绝对无水、无乙醇等具有活泼氢的物质条件下进行，格氏反应中水分的影响很关键，所用仪器均需干燥，溶剂和试剂都必须经过干燥处理，实验中一般现制现用。

3.格氏反应为放热反应，反应引发后，可通过控制卤代烃的滴加速度和搅拌速度，控制反应速率，保证反应安全进行。

六、实验思考题

1.无水操作实验需要注意哪些问题？

2.制备格氏试剂时，加入少量碘的作用是什么？

七、实验小结

通过本实验，了解苯海索的临床用途，掌握格氏试剂制备和处理的实验方法，理解曼尼希反应在药物合成中应用。

参考文献

［1］朱占元，黄东. 盐酸苯海索的合成工艺改进［J］. 中国医药科学，2016，6(9)：53-55.

［2］赵晓娅，杨鹰. 格氏试剂的制备、活性调节及选择性反应的新进展［J］. 化学试剂，2014，36(6)：481-486.

实验十五　维生素 K₃ 的合成

药物背景知识：

　　维生素 K₃ 是 2-甲基-1,4-萘醌（2-MNQ）及其加成物的统称，在人体内参与凝血酶原的合成，并促进血浆凝血因子Ⅶ、血浆凝血因子Ⅸ和血浆凝血因子Ⅹ的合成，能改善多种因素所引起的出血，起到促进血液正常凝固的作用。2-MNQ 难溶于水，不易被吸收，且有刺激性，因而限制了其使用范围。因此临床常用维生素 K₃ 为亚硫酸氢钠甲萘醌（MSB），具有很好的水溶性，易于吸收，同时还保持着 2-MNQ 的生物活性。

　　亚硫酸氢钠甲萘醌为白色结晶性粉末；无臭或微有特臭；常温下稳定，有引湿性；遇光易分解；在水中易溶，在乙醇、乙醚或苯中几乎不溶。

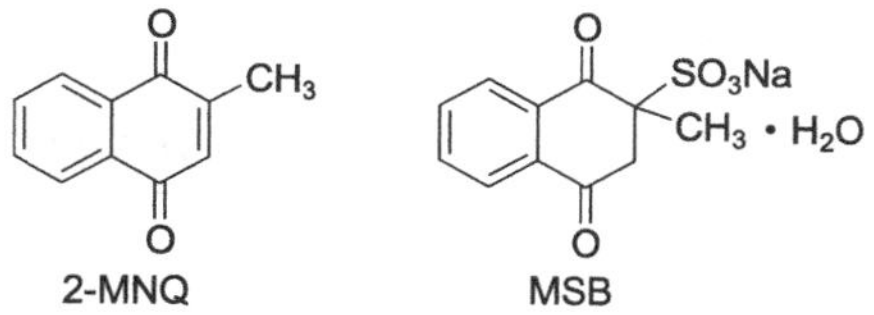

一、实验目的

　　1.了解亚硫酸氢钠加成物在药物结构修饰中的作用。
　　2.掌握维生素 K₃ 的制备方法。
　　3.掌握本实验中氧化、加成反应的特点，熟悉操作过程。

二、合成路线

　　2-MNQ 的合成路线从原料上分为两种：一是以 β-甲基萘（β-MN）作原料，直接经铬酐氧化制得；二是以甲基-1,4-苯醌为原料，通过与丁二烯发生 Diels-Alder 环化加成得到中间体 1,4-二羟基-2-甲基萘，最后再以铬酸氧化制得。

　　路线一：

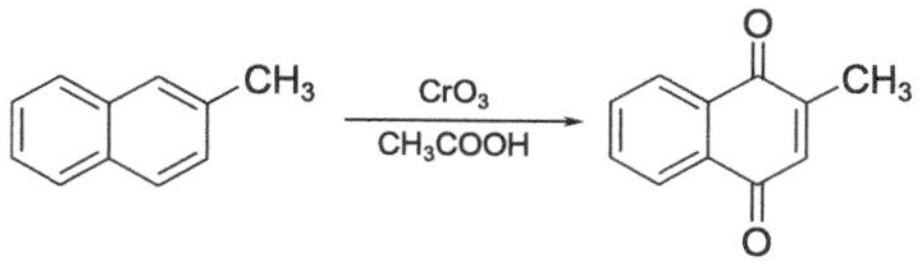

　　路线二：

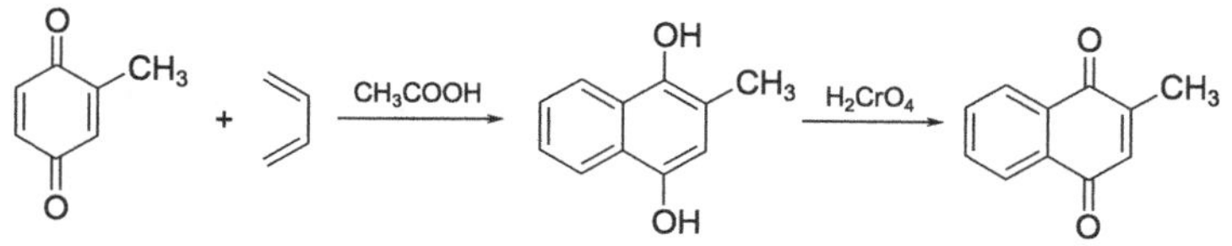

由于原料 β-甲基萘大量存在于煤焦油馏分及石油裂解渣油中，廉价易得，同时合成技术较成熟。因此，目前维生素 K_3（MSB）主要采用第一条路线，以 β-甲基萘为原料经氧化合成 2-MNQ，然后再由 2-MNQ 与亚硫酸氢钠水溶液发生反应得到。

三、实验器材

1. 实验仪器

三颈瓶（标准口，50mL、100mL）、量筒（10mL、25mL）、烧杯（250mL）、锥形瓶（50mL）、磁力搅拌器、球形冷凝管（标准口）、恒压滴液漏斗、抽滤瓶、布氏漏斗、循环水真空泵。

2. 主要实验试剂及理化常数

维生素 K_3 的合成中主要实验试剂及理化常数见表 3-35。

表 3-35　维生素 K_3 的合成中主要试剂及理化常数

名称	结构式	CAS 号	分子式	分子量	沸点或熔点	溶解性
β-甲基萘		91-57-6	$C_{11}H_{10}$	142.20	b. p. 241～242℃; m. p. 34～36℃	不溶于水，易溶于乙醇和乙醚等有机溶剂
重铬酸钠		10588-01-9	$Na_2Cr_2O_7$	261.97	m. p. 356.7℃	溶于水，不溶于醇
亚硫酸氢钠		7631-90-5	$HNaO_3S$	104.06	m. p. 150℃	易溶于水，微溶于醇
维生素 K_3		58-27-5	$C_{11}H_8O_2$	172.18	m. p. 105～107℃	不溶于水，溶于乙醇、氯仿、苯及植物油

四、实验方法

1. 实验原理

β-甲基萘 2 位甲基的超共轭效应，使甲基所在环的电子云密度较高，在温和条件下，可被铬酸（一般用三氧化铬的醋酸水溶液或重铬酸盐的稀硫酸溶液）氧化，形成甲萘醌。2、3 位双键再与亚硫酸氢钠加成，即得维生素 K_3。

2. 实验装置

维生素 K_3 的制备反应装置见图3-26。

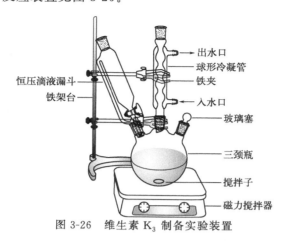

图3-26　维生素 K_3 制备实验装置

3. 原料规格及投料量

维生素 K_3 合成中的主要原料规格及投料量见表3-36。

表3-36　维生素 K_3 合成中的主要原料规格及投料量

试剂名称	规格	投料量	用途
β-甲基萘	化学纯	2.5g（0.018mol）	反应物
丙酮	化学纯	7mL	溶剂
重铬酸钠	化学纯	12.5g（0.048mol）	反应物
浓硫酸	化学纯	8mL	反应物
亚硫酸氢钠	化学纯	1.65g（0.015mol）	反应物
95%乙醇	化学纯	适量	溶剂
活性炭	化学纯	适量	脱色剂
蒸馏水	—	2.5mL	溶剂

4. 实验操作

（1）甲萘醌的制备：在装有搅拌器、球形冷凝管、滴液漏斗的100mL三颈瓶中，加入 β-甲基萘2.5g、丙酮7mL，搅拌至溶解。将重铬酸钠12.5g溶于19mL水中，与浓硫酸8mL混合后，于40℃以下慢慢滴加至三颈瓶中，加毕，于40℃反应30min，然后将温度升至60℃反应1h。趁热将反应物倒入100mL水中，使甲萘醌完全析出，抽滤，结晶用水洗3次，压紧，抽干。

（2）维生素 K_3 的制备：在装有搅拌器、球形冷凝管的50mL三颈瓶中加入2.5mL水和亚硫酸氢钠1.55g，搅拌使其溶解，加入甲萘醌湿品，于38~40℃搅拌均匀，再加入95%乙醇4mL，搅拌反应45min，待反应完全（这时取反应液少许滴入纯化水中能全部溶解），再加入4mL 95%乙醇，搅拌30min，冷却至10℃以下，使结晶析出，过滤，结晶用少许冷乙醇洗涤，抽干，得维生素 K_3 粗品。

（3）精制：粗品放入锥形瓶中加 4 倍量 95％乙醇及 0.1g 亚硫酸氢钠，在 70℃以下溶解，加入粗品量 1.5％的活性炭。68～70℃保温脱色 15min，趁热过滤，滤液冷至 10℃以下，析出结晶，过滤，结晶用少量冷乙醇洗涤，抽干，干燥，得维生素 K_3 纯品。熔点为 105～107℃。

【注释】

[1] 药物合成中常采用重铬酸钾的稀硫酸溶液来氧化酚、芳胺及多环芳烃成醌，因为重铬酸钾的溶解度较小，实验中用重铬酸钠来代替。

[2] 氧化过程中注意温度的控制，温度过高，氧化剂局部浓度过大，会导致氧化进一步进行，引起侧链氧化，甚至环的断裂，使产率降低。

[3] 第二步加成反应温度控制也很重要，不要超过 40℃，因为加成后的产物在光和热的作用下会降解转化。

五、注意事项

1. 氧化反应废液中含大量铬离子，对环境污染严重，因此废液不应直接排放，需要统一回收处理。

2. 反应温度不能过高，否则产率下降。

3. 结晶洗涤所用乙醇，可提前放置于冰水中冷却，洗涤中减少产物的损失。

六、实验思考题

1. 药物合成中常用的氧化剂有哪些？

2. 本反应中所用含铬氧化剂存在重金属污染问题，查阅相关文献，本反应可以使用哪些绿色氧化剂代替？

3. 为什么重结晶时要在乙醇中加入少许亚硫酸氢钠？

参考文献

[1] 张天永，刘晓思，李彬，等. β-甲基萘催化氧化合成维生素 K_3 的研究进展[J]. 化工进展，2017，36（1）：316-323.

[2] 李运涛，郝文强，关琳，等. 过硫酸铵引发法制备维生素 K_3 的合成研究[J]. 陕西科技大学学报，2015，33（4）：75-79.

[3] 郝文强. 维生素 K_3 合成工艺的研究及结构表征[D]. 西安：陕西科技大学，2016.

实验十六　巴比妥的合成

药物背景知识：

巴比妥，化学名为 5,5-二乙基巴比妥酸，为长效催眠药，主要用于神经过度兴奋、狂躁或忧郁引起的失眠，兼有镇静、麻醉的作用，在医疗领域应用广泛。其也可作为重要中间体用于合成苯巴比妥、异戊巴比妥等巴比妥类衍生物，还可用于合成维生素 B_{12} 等药物中间体以及用作塑料和染料的中间体、聚合反应的催化剂、分析试剂等。巴比妥为白色结晶或结晶性粉末，无嗅，味微苦；熔点 $189\sim192℃$；难溶于冷水，易溶于沸水及乙醇，溶于乙醚、氯仿及丙酮。

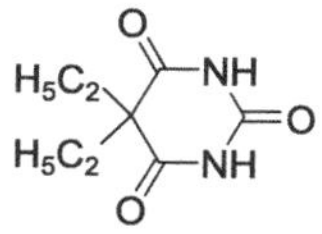

巴比妥

一、实验目的

1. 通过巴比妥的合成了解药物合成的基本过程。
2. 掌握无水操作技术。
3. 复习有机化学实验中回流、蒸馏、减压蒸馏、重结晶等基本操作。

二、合成路线

巴比妥主要以丙二酸二乙酯为起始原料，经烷基化、环合和成盐反应得到最终产物。具体路线如下：

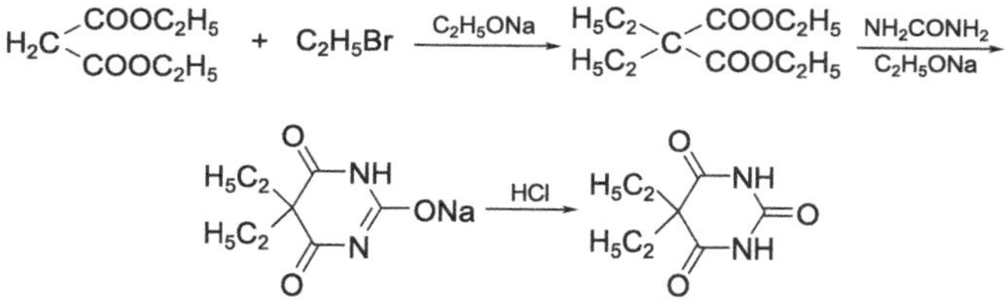

三、实验器材

1. 实验仪器

三颈瓶（250mL）、圆底烧瓶（250mL）、分液漏斗、恒压滴液漏斗、抽滤瓶、布氏漏斗、球形冷凝管（标准口）、直形冷凝管（标准口）、温度计、磁力搅拌器、干燥管、循环水真空泵。

2. 主要实验试剂及理化常数

巴比妥合成中主要实验试剂及理化常数见表 3-37。

表 3-37　巴比妥合成中主要实验试剂及理化常数

名称	结构式	CAS 号	分子式	分子量	沸点或熔点	溶解性
乙醇	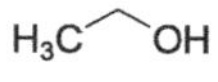 H₃C⌒OH	64-17-5	C_2H_6O	46.07	b. p. 78℃	与水以任意比互溶，可混溶于醚、氯仿、甘油等多数有机溶剂

名称	结构式	CAS 号	分子式	分子量	沸点或熔点	溶解性
丙二酸二乙酯	$H_2C \begin{smallmatrix} COOC_2H_5 \\ COOC_2H_5 \end{smallmatrix}$	105-53-3	$C_7H_{12}O_4$	160.17	b. p. 199.3℃	与醇、醚混溶，溶于氯仿、苯等有机溶剂，微溶于水
溴乙烷	$H_3C \frown Br$	74-96-4	C_2H_5Br	108.96	b. p. 37～40℃	不溶于水，溶于乙醇、乙醚等多数有机溶剂
乙醚		60-29-7	$C_4H_{10}O$	74.12	b. p. 34.6℃	微溶于水，溶于乙醇、苯、氯仿、溶剂石脑油等多数有机溶剂
二乙基丙二酸二乙酯	$\begin{smallmatrix} H_5C_2 \\ H_5C_2 \end{smallmatrix} \begin{smallmatrix} COOC_2H_5 \\ COOC_2H_5 \end{smallmatrix}$	77-25-8	$C_{11}H_{20}O_4$	216.28	b. p. 228～230℃	微溶于水，溶于乙醇、苯、氯仿、溶剂石脑油等多数有机溶剂
尿素	$H_2N \overset{O}{\underset{}{\frown}} NH_2$	57-13-6	CH_4N_2O	60.06	m. p. 132.7℃	溶于水、甲醇、甲醛、乙醇、液氨和醇，微溶于乙醚、氯仿、苯
巴比妥	$\begin{smallmatrix} H_5C_2 \\ H_5C_2 \end{smallmatrix} \overset{O}{\underset{O}{\bigcirc}} \begin{smallmatrix} NH \\ NH \end{smallmatrix} O$	57-44-3	$C_8H_{12}N_2O_3$	184.19	m. p. 188～192℃	1g 巴比妥溶于约 130mL 冷水、13mL 沸水、14mL 乙醇、75mL 氯仿和 25mL 乙醚，溶于丙酮、乙酸乙酯、石油醚、乙酸、戊醇、吡啶、苯胺、硝基苯和碱溶液

四、实验方法

（一）绝对乙醇的制备

1. 实验装置

绝对乙醇制备中反应实验装置及蒸馏装置见图 3-27 及图 3-28。

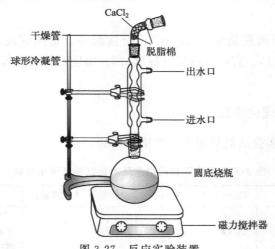

图 3-27　反应实验装置

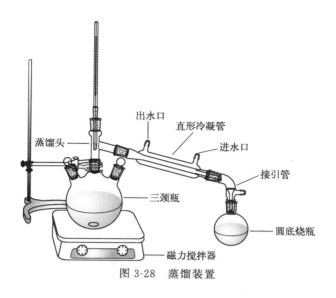

图 3-28　蒸馏装置

2. 原料规格及投料量

绝对乙醇制备中原料规格及投料量见表 3-38。

表 3-38　绝对乙醇制备中原料规格及投料量

试剂名称	规格	投料量	用途
无水乙醇	化学纯	180mL	反应物
金属钠	化学纯	2g	反应物
邻苯二甲酸二乙酯	化学纯	6mL	反应物

3. 实验操作

在装有球形冷凝器（顶端附氯化钙干燥管）的 250mL 圆底烧瓶中加入无水乙醇 180mL、金属钠 2g，加几粒沸石，加热回流 30min，加入邻苯二甲酸二乙酯 6mL，再回流 10min。将回流装置改为蒸馏装置，蒸去前馏分。用干燥圆底烧瓶作接收器，蒸馏至几乎无液滴流出为止。量其体积，计算回收率，密封贮存。

【注释】

［1］检验乙醇是否有水分，常用的方法是：取一支干燥试管，加入制得的绝对乙醇 1mL，随即加入少量无水硫酸铜粉末。如乙醇中含水分，则无水硫酸铜变为蓝色硫酸铜。

［2］加入邻苯二甲酸二乙酯的目的是利用它和氢氧化钠进行如下反应：

$$\text{邻苯二甲酸二乙酯} + 2\,NaOH \longrightarrow \text{邻苯二甲酸二钠} + 2\,C_2H_5OH$$

因此避免了乙醇和氢氧化钠生成的乙醇钠再和水作用，这样制得的乙醇可达到极高的纯度。

（二）二乙基丙二酸二乙酯的制备

1. 实验原理

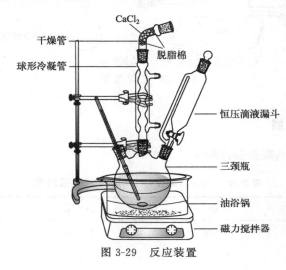

2. 实验装置

二乙基丙二酸二乙酯的制备反应装置及蒸馏装置见图 3-29、图 3-30。

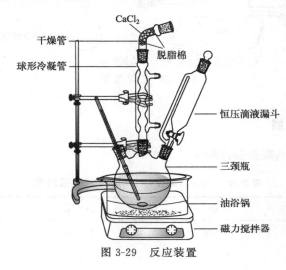

图 3-29　反应装置

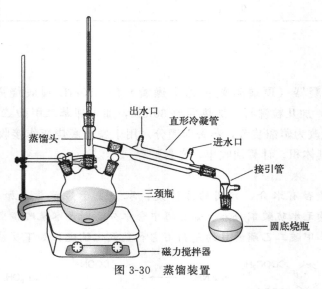

图 3-30　蒸馏装置

3. 原料规格及投料量

二乙基丙二酸二乙酯的制备中原料规格及投料量见表 3-39。

表 3-39　二乙基丙二酸二乙酯的制备中原料规格及投料量

试剂名称	规格	投料量	用途
绝对乙醇	自制	75mL	反应物
金属钠	化学纯	6g（0.26mol）	反应物
丙二酸二乙酯	化学纯	18mL	反应物
溴乙烷	化学纯	20mL	反应物
乙醚	化学纯	适量	洗涤剂
蒸馏水	—	适量	洗涤剂
无水硫酸钠	化学纯	适量	干燥剂

4. 实验操作

（1）在装有搅拌子、滴液漏斗及球形冷凝器（顶端附有氯化钙干燥管）的 250mL 三颈瓶中，加入制备的绝对乙醇 75mL，分次加入金属钠 6g。待反应缓慢时，开始搅拌，用油浴加热（油浴温度不超过 90℃），金属钠反应完后，由滴液漏斗加入丙二酸二乙酯 18mL，10～15min 内加完，然后回流 15min，当油浴温度降至 50℃ 以下时，慢慢滴加溴乙烷 20mL，约 15min 加完，然后继续回流 2.5h。

（2）将回流反应装置改为蒸馏装置，蒸去乙醇（但不要蒸干），放冷，烧瓶中反应物用 40～45mL 水溶解，转到分液漏斗中，分取酯层，水层以乙醚提取 3 次（每次用乙醚 20mL），合并酯与醚提取液，再用 20mL 水洗涤一次，醚液倾入 125mL 锥形瓶内，加无水硫酸钠 5g，放置过夜。

（3）将上一步制得的二乙基丙二酸二乙酯乙醚溶液过滤，放入蒸馏装置中蒸去乙醚，瓶内剩余液体，在油浴上加热用水泵减压蒸馏，收集常压沸点为 218～222℃ 的馏分（用预先称量的 50mL 锥形瓶接收），称重，计算收率，密封贮存。

（三）巴比妥的制备

1. 实验原理

2. 实验装置

巴比妥的制备反应装置见图 3-31、图 3-32。

3. 原料规格及投料量

巴比妥的制备中原料规格及投料量见表 3-40。

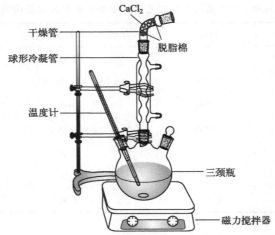

图 3-31　巴比妥制备反应实验装置

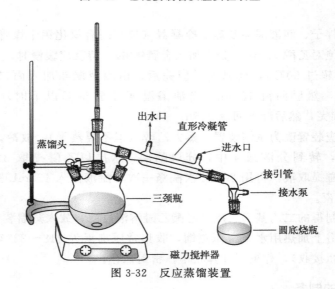

图 3-32　反应蒸馏装置

表 3-40　巴比妥的制备中原料规格及投料量

试剂名称	规格	投料量	用途
绝对乙醇	自制	50mL	反应物
金属钠	化学纯	2.6g（0.11mol）	反应物
二乙基丙二酸二乙酯	自制	10g	反应物
尿素	化学纯	4.4g（0.07mol）	反应物
蒸馏水	—	80mL	洗涤剂
稀盐酸	化学纯	适量	pH 调节剂
活性炭	工业纯	适量	脱色剂

4. 实验操作

（1）在装有搅拌子、球形冷凝器（顶端附有 $CaCl_2$ 干燥管）、温度计的 250mL 三颈瓶中加入绝对乙醇 50mL，分次加入金属钠 2.6g，在反应缓慢时开始搅拌。金属钠完全消失后加入二乙基丙二酸二乙酯 10g，尿素 4.4g，加完后马上升温至 80～82℃。停止搅拌，保温反应 80min。

（2）保温反应结束后将反应装置改为蒸馏装置，搅拌条件下蒸去乙醇，再改为减压蒸馏使乙醇完全蒸出。残渣用 80mL 水溶解，用 18mL 稀盐酸调节 pH 为 3～4，析出结晶，抽滤。

（3）将粗品置于 150mL 锥形瓶中加入 35mL 水加热溶解，加入少许活性炭脱色，持续煮沸 15min，趁热抽滤，滤液冷却至室温，析出晶体，抽滤水洗，烘干，称重，测熔点。

五、注意事项

1.本实验中所有仪器均需彻底干燥。由于无水乙醇有很强的吸水性，故操作及存放时，必须防止水分侵入。

2.钠暴露在空气中易吸收空气中的水分发生剧烈反应，因此在取金属钠的时候要戴干燥的橡胶手套，在切分钠块的时候要严禁与水分接触，防止发生火灾。添加金属钠的时候要用镊子添加，未使用的钠要放回原瓶中，禁止随意丢弃。

3.滴加溴乙烷时内温要降到 50℃ 以下，以避免溴乙烷的挥发及发生副反应：

$$C_2H_5ONa + C_2H_5Br \longrightarrow C_2H_5OC_2H_5 + NaBr$$

4.减压蒸馏时所有接口要涂真空脂或凡士林密封，且所有的瓶子均为圆底烧瓶，不可用锥形瓶替代。

六、实验思考题

1.制备无水试剂时应注意什么问题？为什么在加热回流和蒸馏时冷凝管的顶端和接收器支管上要装置氯化钙干燥管？

2.工业上怎样制备无水乙醇（99.5%）？

3.对于液体产物，通常如何精制？

七、实验小结

通过本实验，了解无水操作的注意事项，了解缩合反应在药物化学合成中应用。

参考文献

[1] 黄兴. 巴比妥酸衍生物的合成及抗肿瘤活性研究[D]. 延吉：延边大学，2019.

[2] 刘琪，梅洪波，刘野，等. 镇静催眠药巴比妥酸的合成研究[J]. 辽宁化工，2019. 48(1)：33-35.

[3] 刘子明，程刚. 戊巴比妥钠的合成工艺研究[J]. 辽宁化工，2011. 33(9)：857-858.

实验十七　诺氟沙星的合成

药物背景知识：

　　诺氟沙星，别名氟哌酸，化学名为 1-乙基-6-氟-1,4-二氢-4-氧代-7-(1-哌嗪基)-3-喹啉羧酸，微黄色针状晶体或结晶性粉末，熔点为 216～220℃，易溶于酸及碱，微溶于水。

　　本品为第三代喹诺酮类抗菌药，会阻碍消化道内致病细菌的 DNA 螺旋酶的作用，阻碍细菌 DNA 复制，对细菌有抑制作用。它具有抗菌作用强、抗菌谱广、生物利用度高、组织渗透性好及与其他抗生素无交叉耐药性和副作用小等特点，而且口服吸收快。诺氟沙星在临床上已被广泛用于咽喉炎、扁桃体炎、肾盂肾炎及尿道炎等的治疗。

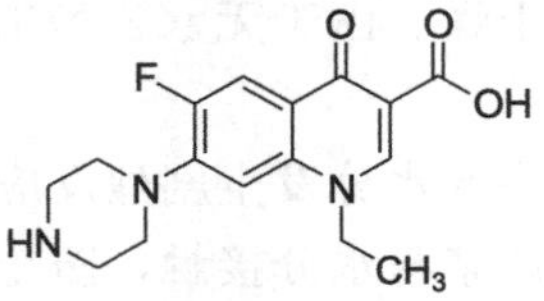

诺氟沙星

一、实验目的

　　1.通过对诺氟沙星合成工艺的研究，初步认识新药研制过程。

　　2.通过比较诺氟沙星的不同合成路线，掌握选择实际生产工艺的基本要求。

　　3.通过诺氟沙星合成操作，进一步了解各类反应的特点、机理、操作要求、反应终点的控制，并巩固药物化学实验的基本操作。

　　4.掌握各步中间体的质量控制方法。

二、合成路线

　　诺氟沙星的制备方法很多，按不同原料及路线划分有十几种。目前，我国工业生产是将 3-氯-4-氟苯胺（Ⅰ）与乙氧基亚甲基丙二酸二乙酯（EMME）高温缩合、经 Gould-Jacobs 成环，得 6-氟-7-氯-1,4-二氢-4-氧代喹啉-3-羧酸乙酯（Ⅱ），用溴乙烷（EtBr）进行 N-乙基化生成 1-乙基-6-氟-7-氯-1,4-二氢-4-氧代喹啉-3-羧酸乙酯（Ⅲ）。

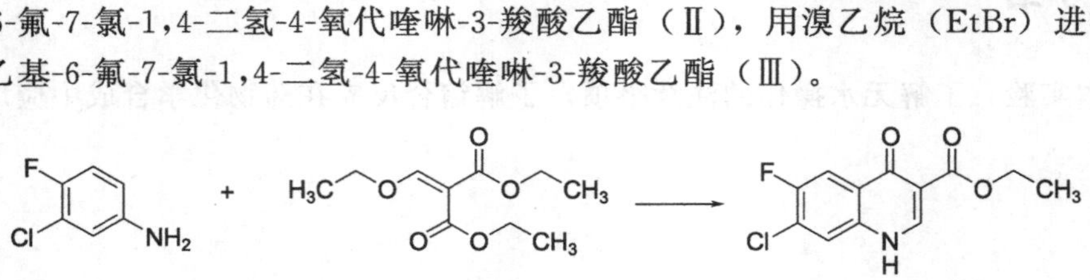

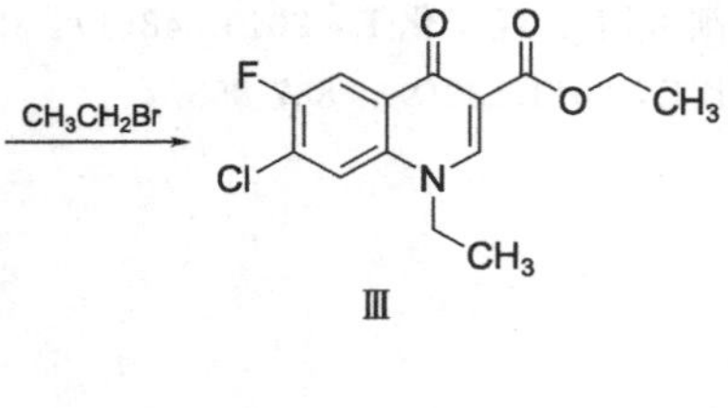

早期的生产工艺是将酯水解后，与哌嗪缩合得诺氟沙星。但由于氟原子也可被哌嗪取代，容易形成副产物氯哌酸，与产物分离较为困难，影响诺氟沙星的总收率和产品质量。

Ⅲ　诺氟沙星　氯哌酸

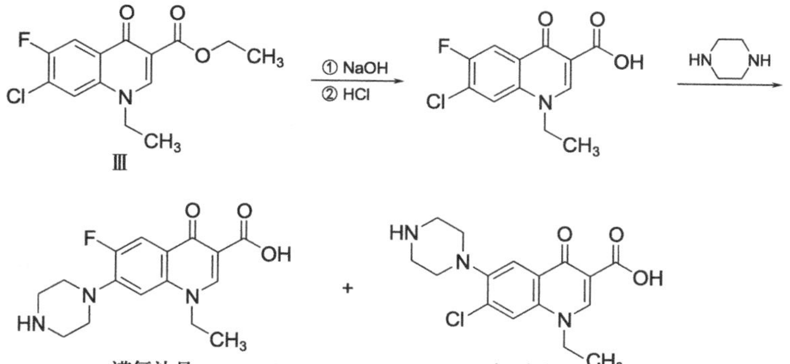

后经过研究发现采用硼螯合物法具有收率高、副反应少、操作简单、能耗低等优点。所以将Ⅲ与乙酸酐和硼酸形成的 $(AcO)_3B$ 反应生成硼螯合物（Ⅳ），而后在 DMSO 中与哌嗪缩合，最后经 NaOH 水解得诺氟沙星。这一合成路线已经使用超过 20 年。

Ⅲ　Ⅳ　Ⅴ　诺氟沙星

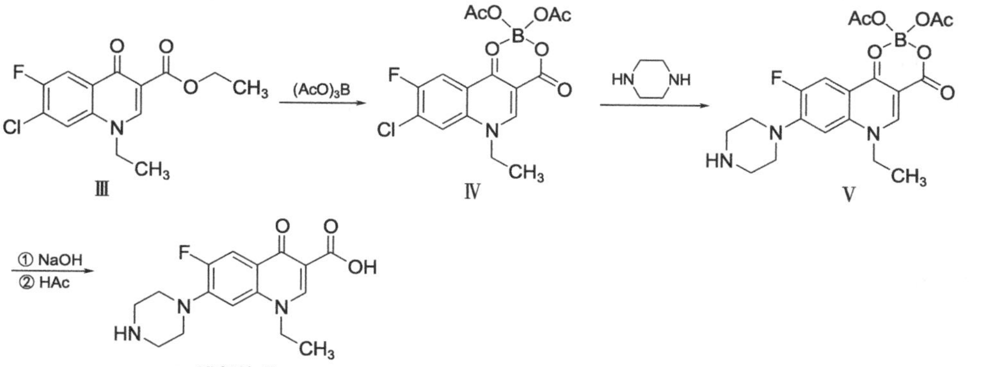

本实验以 3-氯-4-氟苯胺（Ⅰ）为起始原料，与 EMME 缩合成环得环合物Ⅱ，继而 *N*-乙基化生成乙基物Ⅲ。将Ⅲ与乙酸酐和硼酸形成的 $(AcO)_3B$ 反应生成硼螯合物Ⅳ，而后在 DMSO 中与哌嗪缩合，最后经 NaOH 水解得诺氟沙星。

三、实验器材

1. 实验仪器

磁力搅拌器、球形冷凝管（标准口）、温度计、滴液漏斗、三颈瓶（标准口、250mL、500mL）、圆底烧瓶（250mL）、烧杯（250mL）、抽滤瓶、布氏漏斗、铁架台、橡胶塞、接引管、量筒（10mL）、干燥管、真空泵、锥形瓶、搅拌子。

2. 主要实验试剂及理化常数

诺氟沙星合成中的主要实验试剂及理化常数见表 3-41。

表 3-41 诺氟沙星合成中的主要实验试剂及理化常数

名称	结构式	CAS 号	分子式	分子量	沸点或熔点	溶解性
3-氯-4-氟苯胺		367-21-5	C_6H_5ClFN	145.56	m. p. 42～47℃	微溶于水
EMME		87-13-8	$C_{10}H_{16}O_5$	216.23	b. p. 280℃	微溶于氯仿和乙酸乙酯
溴乙烷	CH_3CH_2Br	74-96-4	C_2H_5Br	108.97	b. p. 38.4℃	与乙醇、乙醚、氯仿及其他有机溶剂混溶,微溶于水
硼酸		10043-35-3	H_3BO_3	61.83	m. p. 170.9℃	溶于水、乙醇、甘油、醚类及香精油中
乙酸酐		108-24-7	$C_4H_6O_3$	102.09	b. p. 140℃	溶于乙醇、乙醚、苯
哌嗪		110-85-0	$C_4H_{10}N_2$	86.14	b. p. 146℃	易溶于水和醇,不溶于乙醚
诺氟沙星		70458-96-7	$C_{16}H_{18}FN_3O_3$	319.331	m. p. 220℃	易溶于水,极微溶于乙醇、不溶于氯仿

四、实验方法

（一） 6-氟-7-氯-1,4-二氢-4-氧代喹啉-3-羧酸乙酯（Ⅱ）的制备

1. 实验原理

2. 实验装置

6-氟-7-氯-1,4-二氢-4-氧代喹啉-3-羧酸乙酯制备中反应装置及蒸馏装置图见图 3-33、图 3-34。

3. 原料规格及投料量

6-氟-7-氯-1,4-二氢-4-氧代喹啉-3-羧酸乙酯（Ⅱ）制备中原料规格及投料量见表 3-42。

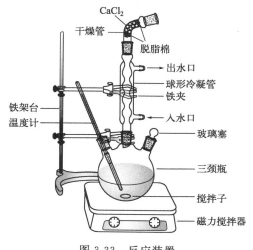

图 3-33 反应装置

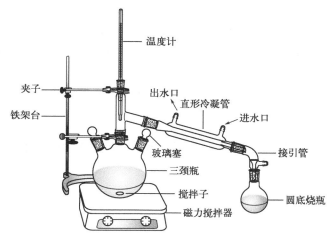

图 3-34 蒸馏装置

表 3-42　产物 Ⅱ 制备中原料规格及投料量

试剂名称	规格	投料量	用途
3-氯-4-氟苯胺	工业纯	15g（0.103mol）	反应物
EMME	工业纯	24g（0.111mol）	反应物
石蜡油	化学纯	80mL	溶剂
甲苯	化学纯	适量	洗涤滤饼
丙酮	化学纯	适量	洗涤滤饼

4. 实验操作

（1）缩合：在装有球形冷凝管、干燥管、温度计装置的三颈瓶中分别投入 3-氯-4-氟苯胺、EMME，磁力搅拌器快速搅拌下加热到 120℃，于 120～130℃下反应 2h，放冷至室温。

（2）成环：将回流反应装置改成蒸馏装置。加入石蜡油 80mL，加热到 260～270℃，有大量乙醇生成，回收乙醇反应 30min 后，冷却到 60℃下过滤，滤饼分别用甲苯、丙酮洗至灰白色，烘干测熔点（297～298℃），计算收率。

【注释】

[1] 本反应为无水反应，所有仪器应干燥，严格按无水反应操作，否则少量水分即会导致 EMME 的分解。

[2] 该环合反应是典型的 Gould-Jacobs 反应，考虑苯环上的取代基的定位效应及空间效应，3 位氯的对位远比邻位活泼，但亦不能忽略邻位的取代，条件控制不当，则不按该反应进行。

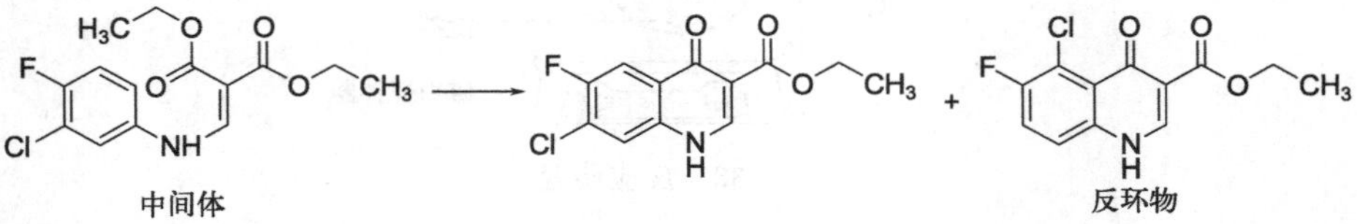

中间体 → 反环物

为减少反环物的生成，应注意以下三点：①反应温度低，有利于反环物的生成。因此，反应温度应快速达到 260℃，且保持 260～270℃。②加大溶剂用量可以降低反环物的生成。从经济的角度来讲，采用溶剂与反应物用量比为 3∶1 时比较合适。在实际生产中，溶剂用量过大显然是不合理的，可采用在反应温度下滴加中间体的办法以达到相对增加溶剂用量、降低副产物含量的目的。③用二甲苯或二苯砜为溶剂时，会减少反环物的生成，但价格昂贵。另外，可用廉价的工业柴油代替石蜡油。

（二） 1-乙基-6-氟-7-氯-1,4-二氢-4-氧代喹啉-3-羧酸乙酯（Ⅲ）的制备

1. 实验原理

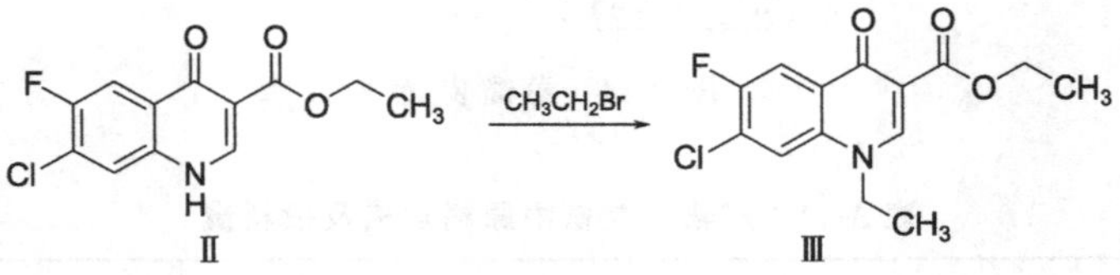

2. 实验装置

1-乙基-6-氟-7-氯-1,4-二氢-4-氧代喹啉-3-羧酸乙酯（Ⅲ）的反应装置及蒸馏装置见图3-35、图 3-36。

3. 原料规格及投料量

1-乙基-6-氟-7-氯-1,4-二氢-4-氧代喹啉-3-羧酸乙酯（Ⅲ）制备中原料规格及投料量见表3-43。

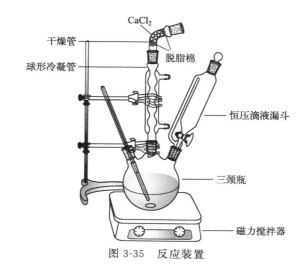

图 3-35 反应装置

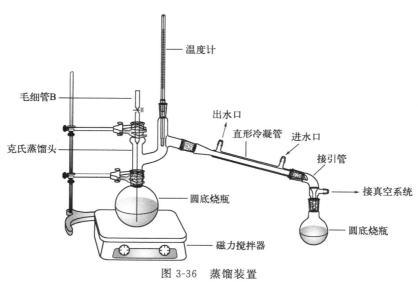

图 3-36 蒸馏装置

表 3-43 产物Ⅲ制备中原料规格及投料量

试剂名称	规格	投料量	用途
环合物Ⅱ	自制	25g（0.093mol）	反应物
溴乙烷	化学纯	25g（0.229mol）	乙基化试剂
DMF	化学纯	125g	溶剂
碳酸钾	化学纯	30.8g（0.223mol）	缚酸剂

4. 实验操作

（1）在装有球形冷凝管、干燥管、温度计和滴液漏斗的 250mL 三颈瓶中，投入环合物 Ⅱ、无水碳酸钾和 DMF，搅拌加热到 70℃，于 70～80℃下，在 40～60min 内滴加溴乙烷，升温至 100～110℃，保温 6～8h。

（2）反应完后，减压回收 70%～80% 的 DMF，降温至 50℃ 左右，加入 200mL 水，析出固体，过滤，水洗，干燥得粗品，用乙醇重结晶。粗品熔点为 144～145℃，计算收率。

【注释】

[1] 反应中所用 DMF 要预先进行干燥，少量水分对收率有很大影响，所用无水碳酸钾必须要炒过。

[2] 在溶液中环合物 II 的酮式与烯醇式存在平衡，反应后可得到少量 O-乙基化合物，该化合物随主产物一起进入以后的反应，生成 6-氟-1,4-二氢-4-氧代-7-(1-哌嗪基)喹啉（简称脱羧物），该脱羧物成为诺氟沙星中的主要杂质。不同的乙基化试剂，O-乙基产物生成量不一样，采用 EtBr 时较低。

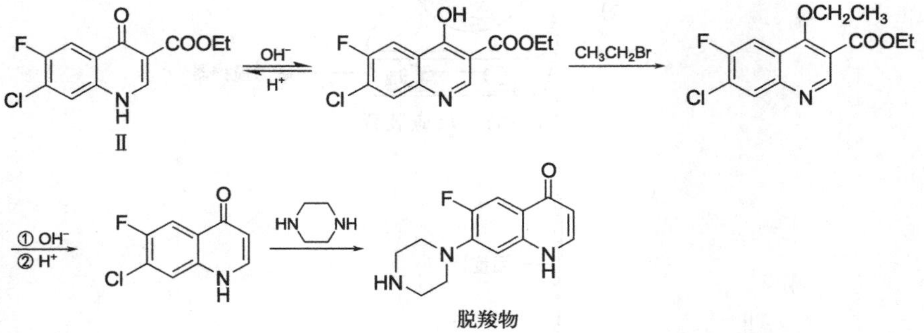

脱羧物

[3] 乙醇重结晶操作过程：取粗品，加入 4 倍量的乙醇，加热至沸，溶解。稍冷，加入活性炭，回流 10min，趁热过滤，滤液冷却至 10℃，结晶析出，过滤，洗涤干燥得精品，测熔点（m. p. 144～145℃）。母液中尚有部分产品，可以浓缩至一半体积后，冷却，析晶，所得产品亦可用于下步投料。

（三）硼螯合物（IV）的制备

1. 实验原理

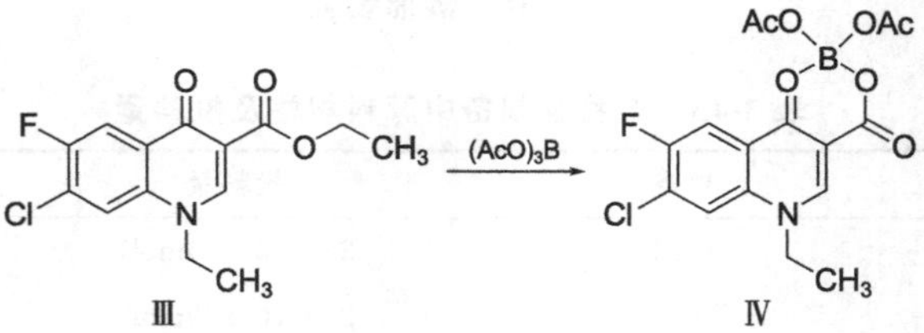

2. 实验装置

硼螯合物（IV）制备的反应装置见图 3-37。

3. 原料规格及投料量

硼螯合物制备中原料规格及投料量见表 3-44。

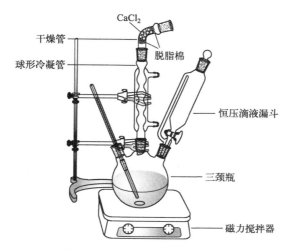

图 3-37　硼螯合物制备反应装置

图中标注：
- 干燥管
- 球形冷凝管
- CaCl₂
- 脱脂棉
- 恒压滴液漏斗
- 三颈瓶
- 磁力搅拌器

表 3-44　硼螯合物制备的原料规格及投料量

试剂名称	规格	投料量	用途
乙基物Ⅲ	自制	10g（0.034mol）	反应物
硼酸	化学纯	3.3g（0.053mol）	制备硼酸三乙酰酯
乙酸酐	化学纯	17g（0.167mol）	制备硼酸三乙酰酯
氯化锌	化学纯	1g	制备硼酸三乙酰酯
冰乙醇	化学纯	适量	洗涤滤饼

4. 实验操作

（1）在装有冷凝器、干燥管、温度计和滴液漏斗的 500mL 的三颈瓶中，加氯化锌、硼酸及少量乙酸酐，搅拌加热至 79℃，反应引发后，停止加热，自动升温至 120℃，滴加剩余乙酸酐，加完后回流 1h。

（2）冷却，加入乙基物Ⅲ，回流 2.5h。

（3）冷却到室温，加水，过滤，用少量冰乙醇洗至灰白色，烘干，测熔点［m.p.275℃（分解）］。

【注释】

硼酸与乙酸酐反应生成硼酸三乙酰酯：

$$3Ac_2O + H_3BO_3 \longrightarrow (AcO)_3B$$

此反应到达其反应临界点 79℃ 时才开始反应，并放出大量热，温度急剧升高，如果量大有冲料的危险，建议使用容量 250mL 以上的反应瓶，并缓缓加热。

（四）诺氟沙星的制备

1. 实验原理

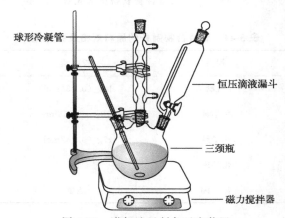

2. 实验装置

诺氟沙星的制备反应装置如图 3-38。

球形冷凝管

恒压滴液漏斗

三颈瓶

磁力搅拌器

图 3-38　诺氟沙星制备反应装置

3. 原料规格及投料量

诺氟沙星的制备中原料规格及投料量见表 3-45。

表 3-45　诺氟沙星的制备中原料规格及投料量

试剂名称	规格	投料量	用途
硼螯合物（Ⅳ）	自制	10g（0.025mol）	反应物
无水哌嗪	分析纯	8g（0.116mol）	反应物
二甲基亚砜	化学纯	30g	溶剂
NaOH（10%）溶液	化学纯	20mL	水解酯
乙酸	化学纯	适量	调 pH

4. 实验操作

（1）缩合：在装有搅拌器、回流冷凝器和温度计的三颈瓶中，加硼螯合物（Ⅳ）、无水哌嗪和二甲基亚砜，于 110℃反应 3h。

（2）水解：冷却至 90℃，加入 10％NaOH 溶液，回流 2h，冷却至室温，加 50mL 水稀释，乙酸调 pH 至 7.2，过滤，水洗，得粗品。

（3）精制：在 100mL 烧杯中加入粗品，100mL 水，用 HAc 调 pH 4～5，析出产品，过滤，水洗，干燥，得诺氟沙星，测熔点（216～220℃），计算收率。

【注释】

［1］硼螯合物可以利用 4 位羰基氧的 p 电子向硼原子轨道转移的特性，增强诱导效应、激活 7-Cl、钝化 6-F，从而选择性地提高哌嗪化收率，能彻底地防止氯哌酸的产生。

［2］水解反应中，由于诺氟沙星溶于碱，如反应液在加入 NaOH 回流后澄清，表示反应已进行完全。

五、注意事项

1. 6-氟-7-氯-1,4-二氢-4-氧代喹啉-3-羧酸乙酯（Ⅱ）的制备中，环合温度应控制在 260～270℃，为避免温度超过 270℃，可在将要到达 270℃时缓缓加热。反应开始后，反应液变黏稠，为避免局部过热，应快速搅拌。

2. 1-乙基-6-氟-7-氯-1,4-二氢-4-氧代喹啉-3-羧酸乙酯（Ⅲ）的制备中，应注意：

① 溴乙烷沸点低，易挥发，为避免损失，可将滴液漏斗的滴管加长，插到液面以下，同时注意反应装置的密闭性。

② 反应完后，反应液加水时要降至 50℃左右，温度太高导致酯键水解，温度过低会使产物结块，不易处理。

③ 滤饼洗涤时要将颗粒碾细，同时用大量水冲洗，否则会有少量碳酸钾残留。

3. 硼螯合物（Ⅳ）的制备中，由于螯合物在乙醇中有一定溶解度，为避免产品损失，最后洗涤时，可先用冰水洗涤，温度降下来后，再用冰乙醇洗涤。

4. 最后一步诺氟沙星的制备中，水解完过滤粗品时，要将滤饼中的醋酸盐洗净，防止将其带入精制过程，影响产品的质量。

六、实验思考题

1. 请写出 Gould-Jacobs 反应历程，并讨论何种反应条件有利于提高产物收率。

2. 6-氟-7-氯-1,4-二氢-4-氧代喹啉-3-羧酸乙酯（Ⅱ）的制备反应为高温反应，试举出几种高温浴装置，并写出安全注意事项。

3. 对于 1-乙基-6-氟-7-氯-1,4-二氢-4-氧代喹啉-3-羧酸乙酯（Ⅲ）的制备反应，请找出其他的乙基化试剂并简述其优缺点。

4. 1-乙基-6-氟-7-氯-1,4-二氢-4-氧代喹啉-3-羧酸乙酯（Ⅲ）的制备反应中副产物是什么？简述减少副产物的方法。

5. 采用何种方法可使溴乙烷得到最充分合理的应用？

6. 如减压回收 DMF 后，不降温，加水稀释，对反应有何影响？

7. 搅拌速度对硼螯合物（Ⅳ）的制备反应有何影响？

8. 加入乙基物后，硼螯合物（Ⅳ）的制备反应体系中主要有哪几种物质？

9.从诺氟沙星的制备反应的特点出发，选择几种可以替代二甲基亚砜的溶剂或溶剂系统。

七、实验小结

通过合成诺氟沙星，巩固药物合成的基本操作技术，掌握涉及各类反应的特点、作用机制、反应重点的控制等，进一步了解控制各步中间体质量的方法及选择实际生产工艺的基本要求。

参考文献

[1]尤启冬.药物化学实验与指导[M].2版.北京：中国医药科技出版社,2021.
[2]慈天元.诺氟沙星合成工艺的综述[J].青岛医药卫生,2009,41(3):219-223.
[3]龚平.氟哌酸合成工艺综述[J].中国医药导刊,2008(3):428-431.
[4]纪耿豪.诺氟沙星合成工艺概述[J].中国医药工业杂志,1992(3):138-140.

实验十八　咖啡酸苯乙酯的合成

药物背景知识：

咖啡酸苯乙酯是蜂胶中的一种主要活性成分，蜂胶的许多生物学活性均与咖啡酸苯乙酯有关，咖啡酸苯乙酯是近年来国内外蜂胶活性成分研究的一大热点。咖啡酸苯乙酯为酚类物质，是咖啡酸的天然衍生物，其结构中含有儿茶酚苯基结构，为清除自由基的一种常见结构，两个邻位酚羟基使苯环上电子云密度升高，极易自动氧化而呈色。研究表明，咖啡酸苯乙酯具有抗炎、抗氧化、免疫调节、抗动脉粥样硬化以及抗肿瘤等多种生物学活性。咖啡酸苯乙酯为淡黄色结晶或结晶性粉末，无嗅，味微苦，熔点为 $126\sim128℃$。

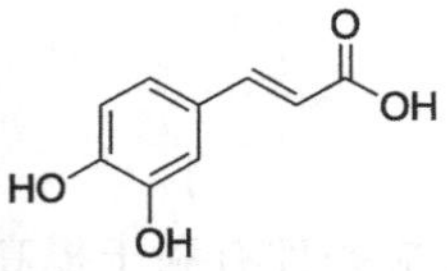

咖啡酸 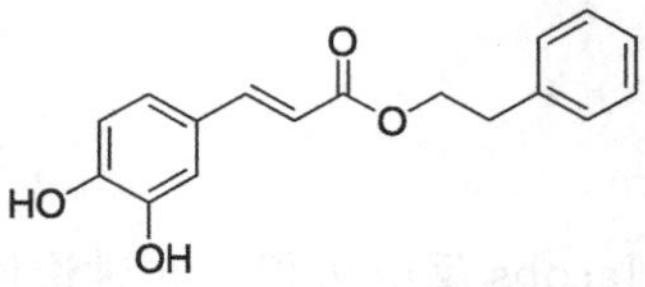　　　　　　　　　　　咖啡酸苯乙酯

一、实验目的

1.掌握咖啡酸苯乙酯的合成路线。
2.培养学生对已知结构化合物合成路线的文献查阅、选择与设计能力。

二、合成路线

关于咖啡酸苯乙酯的合成，主要有酯化法、一锅法、Wittig 反应及 Wittig-Horner 反应法、Heck 反应法等。酯化法主要包括催化酯化法和直接酯化法。催化酯化法是指通过化学催化法、酶催化法和偶合试剂缩合法合成咖啡酸苯乙酯。直接酯化法是指以咖啡酸和 2-溴乙基苯为底物进行直接酯化合成咖啡酸苯乙酯。一锅法是以 2-苯乙醇、丙二酸亚异丙酯和 3,4-二羟基苯甲醛为原料进行咖啡酸苯乙酯的合成；Wittig 反应法是以 3,4-二羟基苯甲醛和三苯基膦乙酸苯乙酯基氯化物为反应原料进行咖啡酸苯乙酯的合成；Wittig-Horner 反应法是以 3,4-二羟基苯甲醛和亚磷酸酯为原料进行咖啡酸苯乙酯的合成。Heck 反应法是采用 4-溴儿茶酚和丙烯酸苯乙酯为原料，经过选择保护基、优化 Heck 反应条件来进行咖啡酸苯乙酯的制备。本实验以 2-苯乙醇、丙二酸亚异丙酯和 3,4-二羟基苯甲醛为原料，采用一锅法来制备咖啡酸苯乙酯。

方法一：催化酯化法

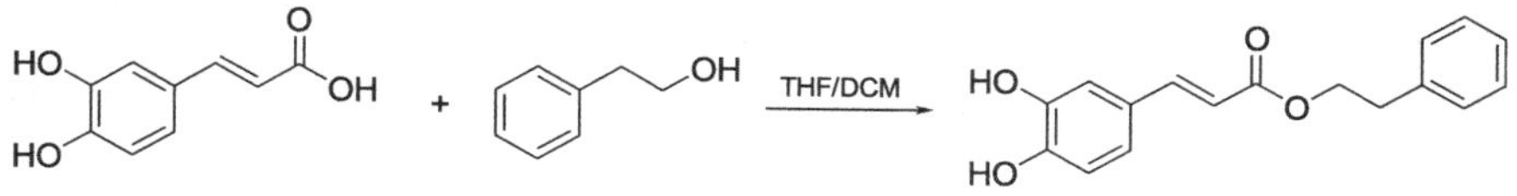

方法二：直接酯化法

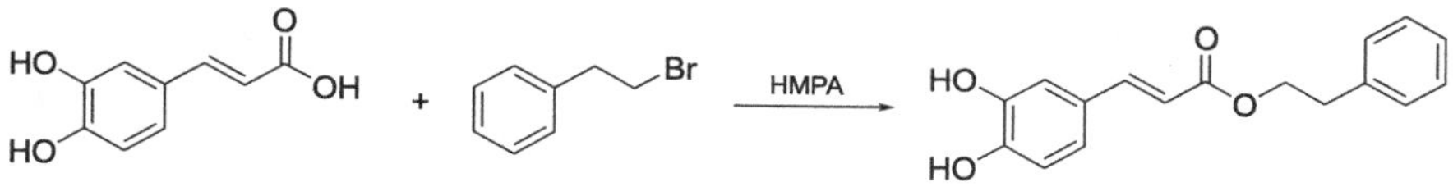

方法三：一锅法

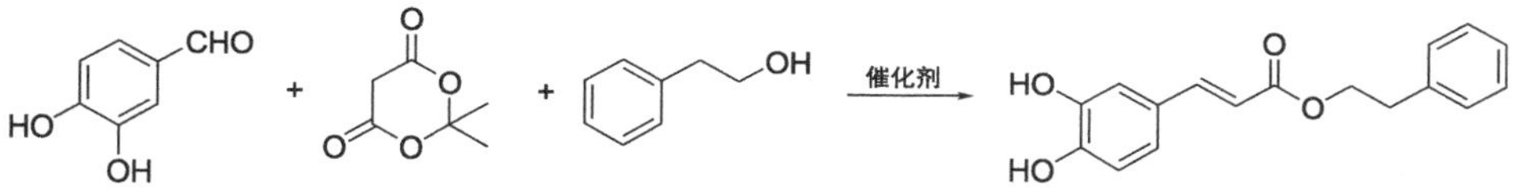

方法四：Wittig 反应及 Wittig-Horner 反应法

Wittig反应法

Wittig-Horner反应法

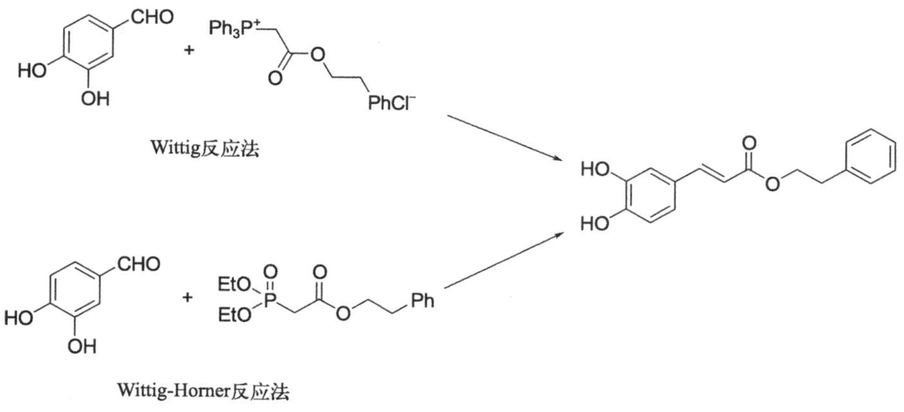

方法五：Heck 反应法

三、实验器材

1. 实验仪器

三颈瓶、烧杯、量筒、抽滤瓶、布氏漏斗、球形冷凝管、温度计、磁力搅拌器、天平、电热套、恒压滴液漏斗、干燥管、循环水真空泵、分液漏斗、直形冷凝管、蒸馏头、接引管。

2. 主要实验试剂及理化常数

咖啡酸苯乙酯的合成中主要实验试剂及理化常数见表 3-46。

表 3-46　咖啡酸苯乙酯合成中的主要实验试剂及理化常数

名称	结构式	CAS 号	分子式	分子量	沸点或熔点	溶解性
丙二酸		141-82-2	$C_3H_4O_4$	104.06	b. p. 140℃（分解）；m. p. 135.6℃	溶于水，溶于乙醇、乙醚
乙酸酐		108-24-7	$C_4H_6O_3$	102.09	b. p. 139.8℃；m. p. −73℃	溶于氯仿和乙醚，缓慢地溶于水形成乙酸，与乙醇作用形成乙酸乙酯
苯乙醇		60-12-8	$C_8H_{10}O$	122.16	b. p. 219℃；m. p. −27℃	溶于乙醇、乙醚、甘油，略溶于水，微溶于矿油
3,4-二羟基苯甲醛		139-85-5	$C_7H_6O_3$	138.12	b. p. 213.5℃；m. p. 150～157℃	易溶于乙醇、丙酮、醋酸乙酯、乙醚和热水，溶于冷水，不溶于苯和氯仿
吡啶		110-86-1	C_5H_5N	79.10	b. p. 115.2℃；m. p. −41.6℃	溶于水和醇、醚等多数有机溶剂
哌啶		110-89-4	$C_5H_{11}N$	85.15	b. p. 106℃；m. p. −7℃	溶于水、乙醇、乙醚、丙酮、苯及氯仿，也能溶解多种有机化合物，与水组成共沸化合物
咖啡酸苯乙酯		104594-70-9	$C_{17}H_{16}O_4$	284.31	m. p. 127～129℃	微溶于水、乙醇，易溶于乙酸乙酯

四、实验方法

（一）丙二酸亚异丙酯的制备

1. 实验原理

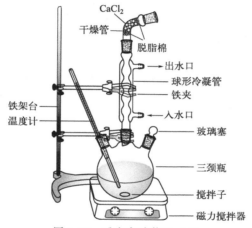

利用丙二酸和丙酮，在硫酸、乙酸酐的作用下进行丙二酸亚异丙酯的制备。

2. 实验装置

丙二酸亚异丙酯合成中所用的两种实验装置见图 3-39、图 3-40。

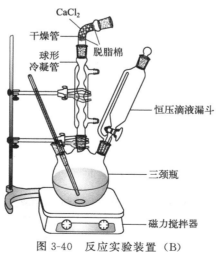

图 3-39　反应实验装置（A）

图 3-40　反应实验装置（B）

3. 主要原料规格及投料量

丙二酸亚异丙酯合成中主要原料规格及投料量见表 3-47。

表 3-47　丙二酸亚异丙酯合成中主要原料规格及投料量

试剂名称	规格	投料量	用途
丙二酸	化学纯	1.04g（10mmol）	反应物
乙酸酐	化学纯	0.95mL（10mmol）	反应物
浓硫酸	化学纯	3 滴	催化剂
丙酮	化学纯	0.8mL（10.8mmol）	反应物

4. 实验操作

（1）在干燥的 50mL 三颈瓶中，加入丙二酸 1.04g、乙酸酐 0.95mL 及浓硫酸 3 滴，安装上温度计、回流冷凝管，冷凝管顶端附有氯化钙干燥管。

（2）搅拌状态下置水浴中加热至 60℃，保持此温度反应 15min。停止反应，冷却至室温，在三颈瓶中缓慢滴加丙酮 0.8mL，40min 内滴加完毕。

（3）加料完毕后，在室温条件下，继续搅拌反应 1h。将反应液蒸干，得丙二酸亚异丙酯粗品。

（4）将得到的丙二酸亚异丙酯粗品利用柱色谱法进一步分离纯化，得白色粉末。

（二）咖啡酸苯乙酯的制备

1. 实验原理

咖啡酸苯乙酯的制备采用"一锅法"，首先以苯乙醇和丙二酸亚异丙酯为原料，甲苯作溶剂，加热回流的条件下反应生成单酯，随后在吡啶/哌啶催化下，室温下与 3,4-二羟基苯甲醛反应得到咖啡酸苯乙酯。

2. 实验装置

咖啡酸苯乙酯制备实验装置见图 3-41。

3. 主要原料规格及投料量

咖啡酸苯乙酯制备中主要原料规格及投料量见表 3-48。

表 3-48　咖啡酸苯乙酯制备中主要原料规格及投料量

试剂名称	规格	投料量	用途
丙二酸亚异丙酯	自制	114mg（0.79mmol）	反应物

试剂名称	规格	投料量	用途
苯乙醇	化学纯	122mg（1mmol）	反应物
甲苯	化学纯	5mL	溶剂
3,4-二羟基苯甲醛	化学纯	154mg（1.12mmol）	反应物
吡啶	化学纯	0.1mL（1.24mmol）	催化剂
哌啶	化学纯	0.12mL（1.21mmol）	催化剂
乙醚	化学纯	15mL	—
碳酸氢钠	化学纯	适量	—
无水硫酸镁	化学纯	适量	—
苯	化学纯	适量	—

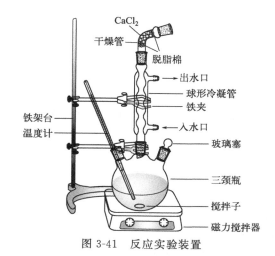

图 3-41　反应实验装置

4. 实验操作

（1）在干燥的 50mL 三颈瓶上安装上温度计、回流冷凝管，冷凝管顶端附有氯化钙干燥管。加入丙二酸亚异丙酯 114mg、苯乙醇 122mg、甲苯 5mL 作为反应溶剂，加热回流 5h。

（2）反应完毕，停止搅拌，冷却至室温。然后加入 3,4-二羟基苯甲醛 154mg、吡啶 0.1mL、哌啶 0.12mL，室温搅拌反应 24h。

（3）反应完毕，将反应液减压蒸干，用 15mL 乙醚溶解得到的棕色残渣。而后先用饱和碳酸氢钠溶液洗涤两次，每次用量 10mL，再用蒸馏水洗涤两次，每次用量 10mL。所得乙醚层用无水硫酸镁干燥，过滤，滤液蒸干得粗品。

（4）粗品用苯：乙醚（8：2）溶液进行重结晶，得淡黄色粉末，干燥称重，计算收率。

（5）测熔点，将产物送到指导老师指定的产品回收处。

【注释】

以甲苯作溶剂，苯乙醇和丙二酸亚异丙酯反应先生成单酯，随后在吡啶/哌啶催化下，与 3,4-二羟基苯甲醛室温反应 24h，即可得到咖啡酸苯乙酯。一锅法合成从 3,4-二羟基苯甲醛开始，一步得到目标化合物。

五、注意事项

1. 乙酸酐具有一定的腐蚀性，使用时应戴上手套，如接触皮肤，立即用大量水冲洗。

2. 为减少副反应的发生，实验过程中应缓慢加热升温，且温度计水银球应处于反应液液面以下，以便于准确测得其内温。

3. 注意量取吡啶、哌啶时应在通风橱中进行。

4. 各步骤反应温度的控制是实验成功与否的重要因素。

六、实验思考题

1. 酯化法、一锅法、Wittig 反应及 Wittig-Horner 反应法、Heck 反应法制备咖啡酸苯乙酯各自的优缺点是什么？

2. 本实验中用到的吡啶/哌啶催化体系是否可以采用其他的催化体系来代替？

七、实验小结

通过本实验，能够根据所学过的相关知识和通过查阅文献资料，初步具备对已知结构化合物合成路线的选择与设计能力。

参考文献

[1] 夏春年，胡惟孝. 天然抗癌药：咖啡酸苯乙醇酯的合成进展[J]. 合成化学，2004，12(6)：545-550.

[2] 胡惟孝，夏春年，杨忠愚. 一种一锅法制备咖啡酸酯衍生物的方法. CN1730460[P]. 2006-02-08.

[3] 杨凤志，张曼，谢谨，等. 利用 Heck 反应合成咖啡酸苯乙酯[J]. 高等学校化学学报，2015，36(5)：914-918.

实验十九 阿魏酸乙酯的合成

药物背景知识：

阿魏酸乙酯是中成药成分阿魏酸的结构改造药物，是生产用于治疗心脑血管疾病及白细胞减少症等药品的基本原料，如地奥心血康、利脉胶囊、太太口服液等。可起到美容和保护皮肤的作用，具有抑制血栓形成、调节免疫功能、清除和抑制氧自由基等多方面的药理作用。阿魏酸乙酯为白色结晶性粉末，溶于乙醇、乙醚和三氯甲烷，熔点为 63～65℃。

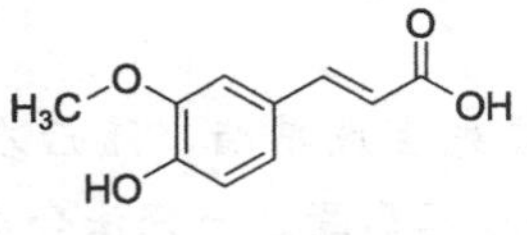

阿魏酸 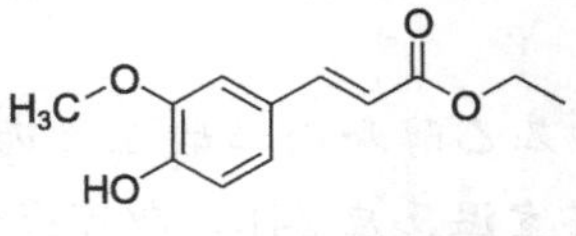   阿魏酸乙酯

一、实验目的

1. 掌握酯化反应的原理。
2. 掌握利用水和二甲苯共沸脱水的原理进行酯化反应的实验操作。

二、合成路线

阿魏酸乙酯的合成通常以阿魏酸和无水乙醇为原料,合成方法主要包括直接酯化法、缩合法以及酰氯法等。直接酯化法是指以阿魏酸和无水乙醇为原料,在催化剂(如对甲基苯磺酸、硫酸等)的催化下或者采用共沸脱水的原理直接反应获得阿魏酸乙酯的方法。缩合法是以阿魏酸和无水乙醇为原料,在二环己基碳二亚胺(DCC)和4-二甲氨基吡啶(DMAP)的催化作用下,制备阿魏酸乙酯。酰氯法是采用阿魏酸先与三氯氧磷、氯化亚砜、苯磺酰氯等反应制备阿魏酸酰氯,然后与无水乙醇反应,生成阿魏酸乙酯。本实验采用直接酯化法,利用二甲苯和水共沸脱水的原理直接反应制备阿魏酸乙酯。

方法一:直接酯化法

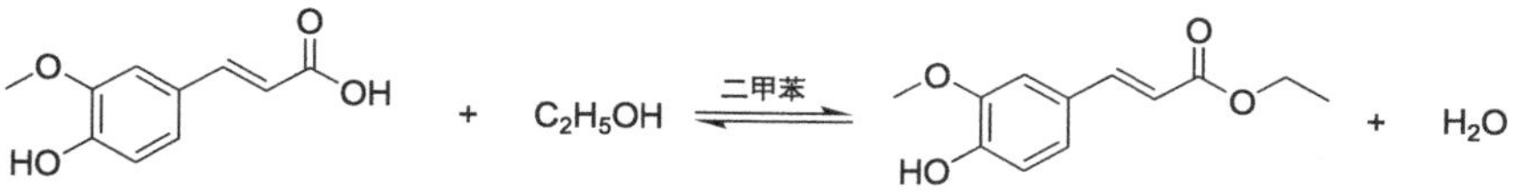

方法二:缩合法

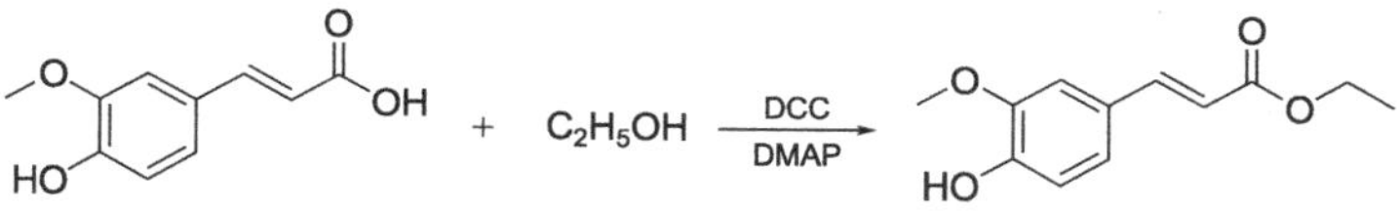

方法三:酰氯法

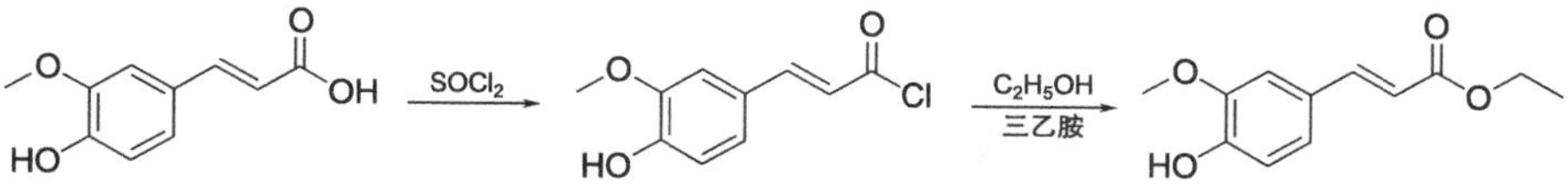

三、实验器材

1. 实验仪器

三颈瓶、烧杯、量筒、抽滤瓶、布氏漏斗、分水器、球形冷凝管、温度计、磁力搅拌器、干燥管、循环水真空泵、分液漏斗、直形冷凝管、蒸馏头、接引管。

2. 主要实验试剂及理化常数

阿魏酸乙酯制备中主要实验试剂及理化常数见表3-49。

表 3-49　阿魏酸乙酯制备中主要实验试剂及理化常数

名称	结构式	CAS 号	分子式	分子量	沸点或熔点	溶解性
阿魏酸		1135-24-6	$C_{10}H_{10}O_4$	194.19	b. p. 372.3℃；m. p. 168~172℃	溶于热水、乙醇和醋酸乙酯。较易溶于乙醚，微溶于苯和石油醚
二甲苯		1330-20-7	C_8H_{10}	106.17	b. p. 137~140℃；m. p. −34℃	能与乙醇、乙醚、三氯甲烷等多种有机溶剂相混溶，不溶于水
阿魏酸乙酯		4046-02-0	$C_{12}H_{14}O_4$	222.24	m. p. 63~65℃	溶于乙醇、乙醚、三氯甲烷

四、实验方法

1. 实验原理

阿魏酸乙酯是由阿魏酸和无水乙醇进行酯化反应而制得。

2. 实验装置

阿魏酸乙酯制备实验装置见图 3-42。

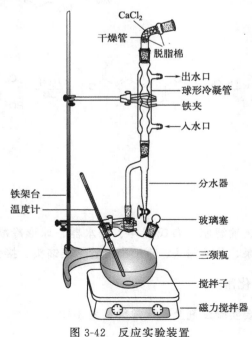

图 3-42　反应实验装置

3. 主要原料规格及投料量

阿魏酸乙酯制备中主要原料规格及投料量见表 3-50。

表 3-50　阿魏酸乙酯制备中主要原料规格及投料量

试剂名称	规格	投料量	用途
阿魏酸	化学纯	5g（0.026mol）	反应物
无水乙醇	化学纯	2.3mL（0.04mol）	反应物
二甲苯	化学纯	30mL	共沸脱水
碳酸氢钠	化学纯	适量	调节 pH
乙醚	化学纯	适量	萃取

4. 实验操作

（1）粗品的制备：在干燥的 50mL 三颈瓶中，加入阿魏酸 5g、无水乙醇 2.3mL 及二甲苯 30mL，安装上温度计、分水器、回流冷凝管，冷凝管顶端附有氯化钙干燥管。搅拌状态下油浴加热至回流（注意控制油浴温度约为 150℃，内温约为 140℃），与水共沸约 6h。反应完毕，稍放冷，将反应液水泵减压蒸除二甲苯。浓缩液倒入 15 倍的碎冰中，搅拌，碳酸氢钠调节 pH 至大量油状物析出，用乙醚萃取 3 次，合并醚液，水洗 1 次，减压蒸除乙醚，得灰白固体粗品。

（2）产品精制：将阿魏酸乙酯粗品放在 150mL 烧杯中，加入石油醚缓缓地不断加热直至固体溶解，自然冷却至室温，或用冰浴，阿魏酸乙酯渐渐析出，抽滤，减压干燥，得到阿魏酸乙酯精品。干燥称重，计算收率。测熔点，将产物送到指导老师指定的产品回收处。

【注释】

羧酸与醇脱水成酯的反应是一个可逆反应，为使平衡向右移动，需要向反应体系中不断加入反应原料或不断除去生成物。本反应利用二甲苯与水形成共沸物的原理，将水分除去以打破平衡，使酯化反应趋于完全。

五、注意事项

1. 酯化反应必须在无水条件下进行，如有水进入反应系统，收率将降低。无水操作的要求要点是：原料需要干燥无水；所用仪器、量具需要干燥无水；反应期间避免水进入反应瓶中，回流冷凝管顶部需加一个氯化钙干燥管，将实验装置连接处密封，磨口处涂抹适量的凡士林，防止水蒸气进入到反应装置中。

2. 为减少副反应的发生，实验过程中应缓慢加热升温，且温度计水银球应处于反应液液面以下，以便于准确测得内温。

3. 注意量取二甲苯时应在通风橱中进行，回收的二甲苯可以循环使用。

4. 倘若在冷却过程中阿魏酸乙酯没有从反应液中析出，可以用玻璃棒或不锈钢刮勺，轻轻摩擦锥形瓶的内壁，也可同时将锥形瓶放入冰浴中冷却促使结晶生成。

六、实验思考题

1.本实验加入二甲苯的作用是什么?
2.酯化反应为什么需要无水操作?

七、实验小结

通过本实验,熟悉和掌握酯化反应的原理和实验操作,进一步巩固和熟悉重结晶的原理和实验方法。

参考文献

[1] 孟繁龙,张庆一,李硕,等.阿魏酸环己酯的合成及其抑菌活性研究[J].化学世界,2012,53(1):44-47.
[2] 石翛然.DCC/DMAP 催化制备乙酰阿魏酸乙酯[J].广州化工,2014(23):106-107.
[3] 刘强,刘文彬,黄珍辉,等.三乙胺催化合成乙酰阿魏酸丹皮酚酯[J].湖南中医药大学学报,2015,35(3):34-36.

实验思考题参考答案

实验一　乙酰苯胺的合成

1. 由苯胺制备乙酰苯胺，有哪几种酰化剂？各有什么特点？

常用的乙酰化试剂有：乙酰氯、乙酸酐和乙酸等。

用乙酰氯作乙酰化剂，其优点是反应速率快。缺点是反应中生成的 HCl 可与未反应的苯胺成盐，从而使半数的胺因成盐而无法参与酰化反应。为解决这个问题，需在碱性介质中进行反应。另外，乙酰氯化学性质活泼，容易水解变质，对反应无水要求较高，限制了实验室合成时的应用。

用乙酸酐作酰化剂，其优点是产物的纯度高，收率好，虽然反应过程中生成的乙酸可与苯胺成盐，但该盐不如苯胺盐酸盐稳定，在反应条件下仍可以使苯胺全部转化为乙酰苯胺。但是乙酸酐的反应活性较低，不适用于有吸电子基取代的苯胺。

用乙酸作乙酰化剂，其优点是价格便宜；为提高其反应速率，常与缩合剂联合使用，催化反应进行。

2. 合成乙酰苯胺时，反应达到终点时为什么会出现温度计读数的上下波动？

为了提高乙酰苯胺的产率，反应过程中不断分出产物之一水，以打破平衡，使反应向着生成乙酰苯胺的方向进行。反应温度控制在 105℃左右，目的在于分离出反应生成的水，当反应接近终点时，蒸出的水分极少，温度计水银球不能被蒸汽包围，因此温度计的读数出现上下波动的现象。

3. 合成乙酰苯胺时，锌粉起什么作用？加多少合适？

苯胺为无色油状液体，放置过程中易氧化，出现颜色逐渐加深的现象。反应中加入锌粉，锌与乙酸反应放出氢，以防止氧化。锌粉少时，预防氧化作用小；锌粉多时，消耗乙酸多，同时在后处理分离产物过程中形成不溶的氢氧化锌，与固体产物混杂在一起，难分离出去。因此只需加入微量（约 0.1g）即可，锌粉加入过量，会产生不溶于水的氢氧化锌，影响产物后处理。

实验二 阿司匹林的合成

1.此反应除了聚合物还有什么其他副产物？

水杨酰水杨酸酯、乙酰水杨酰水杨酸酯、乙酰水杨酸酐等。

2.本实验是否可以使用乙酸代替乙酸酐？

不可以，由于酚存在共轭体系，氧原子上的电子云向苯环移动，使羟基氧上的电子云密度降低，导致酚羟基亲核能力较弱，进攻乙酸羰基碳的能力较弱，所以反应很难发生。应使用比羧酸活泼的酰基化试剂，如乙酸酐、乙酰氯等。

3.如何简便地检验产品中是否含有未反应完全的水杨酸？

多数可溶于水或醇的酚类药物（如水杨酸、对乙酰氨基酚、氨基比林等）能与三氯化铁生成蓝色至蓝紫色的络合物，此性质常作为该类药物的鉴别反应。

阿司匹林结构中无酚羟基，不能与三氯化铁反应，而水杨酸在中性或弱酸性条件下，与三氯化铁试液反应，生成蓝紫色配位化合物。本反应极为灵敏，只需取稀溶液进行实验；若取样量大，产生颜色过深时可加水稀释后观察。

实验三 依达拉奉的合成

1.依达拉奉的合成可由苯肼和丁酮酰胺或者由苯肼与乙酰乙酸乙酯缩合而成，这两种方法的优缺点是什么？

苯肼和丁酮酰胺制备依达拉奉反应速率较快，但是反应副反应较多，依达拉奉的颜色偏黄，这也使得依达拉奉的后处理和提纯难度增加；由苯肼与乙酰乙酸乙酯反应时间较长，但是产物纯度较高，依达拉奉颜色呈现白色。

2.成环反应为什么要求无水操作？

首先，当成环反应进行时，乙酰乙酸乙酯与苯肼反应过程中脱水，水的存在会抑制成环反应的进行；同时乙酰乙酸乙酯会水解。

3.影响依达拉奉收率的主要因素有哪些？

影响依达拉奉收率的主要因素包括：反应温度、溶剂极性和浓度、反应工艺、搅拌速度、反应时间等。在依达拉奉反应过程中，溶剂浓度增大收率提高，所以增加乙醇的量，有利于提高收率。另外，反应过程中控温蒸出含水乙醇也可以促进反应进行，提高依达拉奉收率。

实验四　烟酸的合成

1. 氧化反应若反应完全，反应液呈什么颜色？

本反应采用高锰酸钾作为氧化剂，高锰酸钾水溶液为紫红色，当反应完全时，高锰酸钾被还原成黑色的二氧化锰、氢氧化钾和水，其中二氧化锰是黑色沉淀，氢氧化钾水溶液为无色，所以反应液会呈无色。

2. 为什么加乙醇可以除去剩余的高锰酸钾？

乙醇在一定条件下可被氧化成乙酸。由于高锰酸钾是一种强氧化剂，氧化能力较强，在加热条件下乙醇可被高锰酸钾氧化成乙酸，因此，可利用乙醇除去剩余的高锰酸钾。

3. 在产物处理过程后，为什么要将 pH 值调至烟酸的等电点？

等电点是分子表面不带电荷时的 pH 值。烟酸在等电点时，因为没有相同电荷而互相排斥的影响，所以在水中的溶解度最小，极易借静电力迅速结合成较大的聚集体，因而更易沉淀析出。

4. 本实验在烟酸精制过程中为什么要强调缓慢冷却结晶处理？冷却速率过快会造成什么后果？

温度迅速下降，将使溶液迅速过饱和，易形成大量新的晶种，导致晶体又细又小，其中夹带的杂质也会增加。所以，为了获得好的结晶，通常是控制降温速率，缓慢搅拌，让晶体有足够的时间成长。缓慢冷却有利于减少氯化钾在产物中的夹杂量，冷却速率过快将会导致产物杂质过多。

实验五　对乙酰氨基酚的合成

1. 本实验除了乙酸酐外，还可以用哪些酰化剂？其各自的优缺点有哪些？

乙酸：优点是易得，不与被提纯物质发生化学反应，易与结晶分离除去，能得到较好的结晶。缺点是亲电活性没有乙酸酐、乙酰氯强，与反应物生成的水分子抑制了反应的进行程度，所表现出的活性太低。

乙酸酐：优点是乙酸酐容易断键，反应较快，乙酸酐上的羰基被酯键活化，有强亲电性，可以和氨基形成酰胺键，一定程度上避免了对氨基苯磺酰胺副产物的产生。缺点是气味强，价格贵，反应速率和转化率不如乙酰氯，产物有乙酸单体，比起乙酰氯产物氯化氢来说，分离提纯相对困难。

乙酰氯：活性较高但选择性较差。

2. 为什么本实验中主要得到氨基的酰基化产物，而不是羟基的酰基化产物？

氨基的亲电活性比羟基强，形成的酰胺键比酯键稳定。

3. 通过查阅资料，简述本实验可以如何改进以提高反应速率？

可以利用超声波清洗仪或微波合成仪来提高反应速率。

超声波辐射技术已广泛应用于有机合成领域中，不仅能提高反应速率和产物收率，甚至还能使在常规反应条件下难以发生的反应顺利进行。超声波辐射能加速各种有机均相及异相反应，由于超声波的空化作用所产生的局部高温高压可以促进电子转移，从而使反应速率明显加快。

微波辐射技术是新兴的绿色合成技术，微波能量能够穿过容器直接进入反应物内部并只对反应物和溶剂进行加热，而且加热均匀，可以减少副产物的产生以及防止反应物和产物因过热而分解，具有快速、高效、简单、无污染等特点。

实验六 异烟肼的合成

1.用高锰酸钾氧化制备异烟酸的过程中，如果氧化反应不彻底则反应液显紫红色，则加入少量乙醇，此处加乙醇的目的是什么？

加入乙醇的目的是要除去剩余的高锰酸钾，主要是因为高锰酸钾与乙醇可反应分解。

与乙醇反应方程式如下：

$5C_2H_5OH + 4KMnO_4 + 6H_2SO_4 \xrightarrow{\quad} 5CH_3COOH + 4MnSO_4 + 11H_2O + 2K_2SO_4$

2.除了高锰酸钾以外，还可以采用哪些氧化剂来氧化 4-甲基吡啶得到异烟酸？

氧化剂有硝酸、次氯酸钠、五氧化二钒等，也可通过空气氧化及电解氧化等得到异烟酸。

3.除了DCC缩合方式外，还可以通过哪些方法将羧酸与胺类化合物反应生成酰胺？

混合酸酐法，酯交换酰胺法，将羧酸制成酰卤与胺反应等方法。

实验七 磺胺醋酰钠的合成

1.反应过程中，pH＝7时析出的固体是什么？pH＝5时析出的固体是什么？在10％盐酸中的不溶物是什么？

pH＝7时析出的固体是未反应的磺胺；pH＝5时析出的是磺胺醋酰。在10％盐酸溶液中磺胺醋酰生成盐酸盐而溶解，而磺胺双醋酰由于结构中无游离的芳伯氨基，不能和盐酸成盐故析出。

2.反应过程中，调节 pH＝12～13 是非常重要的，若碱性过强，其结果是什么？若碱性过弱，其结果是什么？为什么？

由于磺胺和醋酐反应时同时有磺胺醋酰和双乙酰磺胺生成，反应过程中若碱性过强（pH＞14），则乙酰化反应可能不完全，磺胺较多，磺胺醋酰次之，磺胺双醋酰较少；因为碱性过强（pH＞14）双乙酰磺胺易水解成磺胺，易引起磺胺醋酰水解成磺胺；若碱度不足（pH＜12），则双乙酰磺胺生成较多，磺胺醋酰次之，磺胺较少。因为碱性过弱（pH＜12）环境中反应易生成较多的 N_4-乙酰磺胺，且双乙酰磺胺分子结构中的乙酰基不易水解。

实验八　贝诺酯的合成

1.直接合成法和酰氯合成法各自的优缺点是什么？

直接合成法的优点是步骤少，一步即可，而且产品分离较容易；但是利用了价格较贵的 DCC，而且反应时间较长，不利于工业化生产。

乙酰水杨酸酰氯法采用乙酰水杨酸通过氯化反应生成乙酰水杨酰氯，然后与对乙酰氨基酚的钠盐反应，生成贝诺酯。反应一般分两步进行，所用到的试剂较常见，为工业生产常用方法。但是该路线存在酯化反应时酰氯易水解以及不同溶剂对副反应影响较大等问题。

2.羧酸制备酰氯的方法有哪些？各自的特点是什么？

常见的酰氯化试剂有氯化亚砜（$SOCl_2$）、草酰氯（$COCl_2$）、三氯氧磷（$POCl_3$）、五氯化磷（PCl_5）、光气（$COCl_2$）等。

3.在羧酸与氯化亚砜制备酰氯的过程中，加入吡啶的作用是什么？

吡啶作为催化剂使用，由于氮上面有孤对电子，作为碱催化，中和生成的 HCl，可促进反应进行。

实验九　盐酸普鲁卡因的合成

1.酯化反应中，为何加入二甲苯作溶剂？

酯化反应是可逆反应，除掉反应过程中生成的水有利于反应产率的提高。二甲苯与水在 92℃左右会产生共沸，共沸能够带走反应过程中生成的水，从而提高反应产率。

2.在铁粉还原过程中，为什么会发生颜色变化？说出其反应机制。

铁粉加入盐酸发生放热反应，反应过程中先生成绿色沉淀［$Fe(OH)_2$］，接着变成棕色 ［$Fe(OH)_3$］，然后转变为棕黑色的 Fe_3O_4，经历绿色→棕色→棕黑色的颜色变化。若反应过程中，不转变为棕黑色，说明反应尚未完全，可补加适量铁粉，继续反应一段时间。

3.在盐酸普鲁卡因成盐和精制时，为什么要加入保险粉？

保险粉为强还原剂，可防止普鲁卡因的芳氨基氧化，同时可除去有色杂质，以保证产品色泽洁白。若用量过多，则成品含硫量不合格。

实验十　苯佐卡因的合成

1.氧化反应完毕，将对硝基苯甲酸从混合物中分离出来的原理是什么？

利用化合物的溶解度差异进行分离。对硝基苯甲酸微溶于水，反应液冷却抽滤可除掉未反应的重铬酸钠及生成的盐；用温热的 5%氢氧化钠溶液溶解对硝基苯甲酸并趁热抽滤可除掉其余的不溶物。

2.酯化反应为什么需要无水操作？

酸催化的酯化反应为可逆反应，反应过程中有水生成，生成的水会影响正反应的反应进度，导致反应产率降低。

3. 铁酸还原反应的原理？

铁酸还原反应是个电子转移的过程。铁是电子供体，电子向硝基转移，使硝基化合物生成负离子自由基，然后再与质子供体 HCl 提供的质子结合形成还原产物氨基，铁粉不断被氧化为铁离子。

实验十一　溴新斯的明的合成

1. 常用的甲基化试剂除了本实验中用到的硫酸二甲酯，还有哪些试剂？

常用的甲基化试剂除了硫酸二甲酯，还有碘甲烷、硫酸衍生物酯类。碘甲烷在实验室中比较常用，由于其沸点很低，所以反应后过量的碘甲烷很容易通过旋蒸除去。但碘甲烷比较昂贵，而且毒性也较强。硫酸衍生物酯类，比如对甲苯磺酸甲酯、三氟甲磺酸甲酯等，这类物质也是实验室常用的甲基化试剂，由于其常温下的蒸气压很小，所以不易挥发，毒性较小。

2. 新斯的明的合成中，三乙胺和吡啶的作用什么？

三乙胺起缚酸剂作用，和生成物中的 HCl 结合，形成三乙胺盐酸盐。吡啶作为催化剂使用，由于氮上面有孤对电子，作为碱催化，促进反应进行。

实验十二　硝苯地平的合成

1. 简述 Hantzsch 反应的机理。

反应过程是一分子 β-酮酸酯和醛反应，另一分子 β-酮酸酯和氨反应生成 β-氨基烯酸酯，所生成的这两个化合物再发生 Micheal 加成反应，然后失水闭环生成二氢吡啶衍生物。

2. 硝苯地平的合成中氮源可以选取哪些化学试剂？

NH_4Cl、NH_4HCO_3 等能够提供氨的化学试剂均可用于该品种的合成。

实验十三　苯妥英钠的合成

1. 用结构式表示维生素 B_1 催化安息香缩合反应的机理。

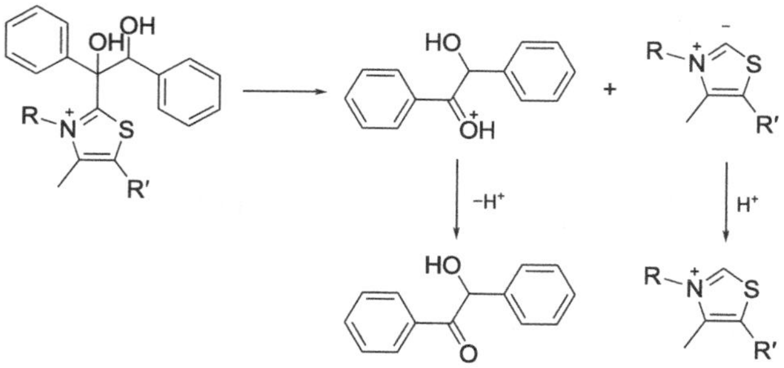

2.制备苯妥英钠时，乙醇的作用是什么？为何用 10％盐酸调至 pH 5～6？

因为 1,2-二苯乙二酮不易溶于水，易溶于乙醇，故在反应体系中乙醇作为溶剂使用，使该过程中的反应物尿素与 1,2-二苯乙二酮充分混合，进而使反应更充分。

使反应液中的苯妥英钠酸化形成苯妥英，在该条件下苯妥英不溶解而析出。

实验十四　盐酸苯海索的合成

1.无水操作实验需要注意哪些问题？

有些化合物比如有机金属试剂对空气中的水或者氧气非常敏感，遇水遇氧容易发生变质，有的甚至会发生剧烈反应，如燃烧和爆炸。无水操作首先要注意的是所采用的仪器必须干燥，另外实验用到的溶剂和试剂也要进行严格的无水处理。此外，实验过程中一般还采用惰性气体如氮气或者氩气进行保护，避免空气中的水影响无水反应的进行。

2.制备格氏试剂时，加入少量碘的作用是什么？

加入碘单质的目的是活化反应，碘先与卤代烃发生卤素交换得到碘代烃，然后和镁发生反应，从而加速格氏试剂的生成。

实验十五　维生素 K_3 的合成

1.药物合成中常用的氧化剂有哪些？

高锰酸钾，二氧化锰，铬化合物（重铬酸钾、Jones 试剂、Collins 试剂、PCC、PDC 等），硝酸铈铵，高碘酸钠，IBX，戴斯-马丁试剂，过硫酸盐，过氧化氢，间氯过氧苯甲酸，过氧叔丁醇，氧气等。

2.本反应中所用含铬氧化剂存在重金属污染问题，查阅相关文献，本反应可以使用哪些绿色氧化剂代替？

过氧化氢，过硫酸氢钾，五氧化二钒，氧气等。

3.为什么重结晶时要在乙醇中加入少许亚硫酸氢钠？

重结晶要在乙醇中加少许亚硫酸氢钠，因为溶液中存在下列平衡过程：

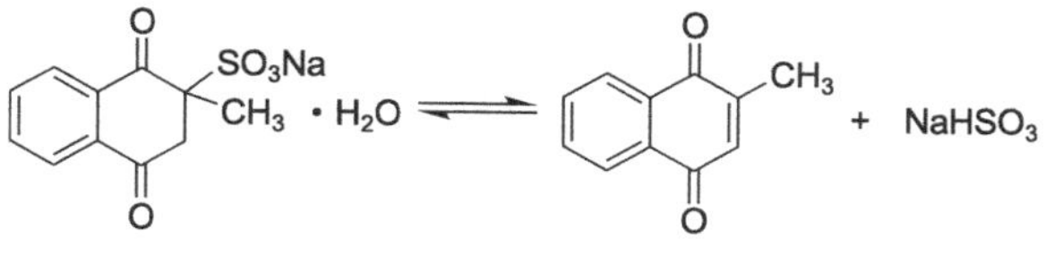

在遇到酸、碱或空气中氧时，亚硫酸氢钠分解，则平衡被破坏，生成甲萘醌，这使得维生素 K_3 产率降低。

实验十六　巴比妥的合成

1. 制备无水试剂时应注意什么问题？为什么在加热回流和蒸馏时冷凝管的顶端和接收器支管上要装置氯化钙干燥管？

仪器、试剂均应无水，反应过程中也需防止外界环境中的水分进入反应装置内，因此往往需在反应装置中安装可以吸收水分的干燥器。氯化钙可以吸收水分，防止空气中的水分进入反应装置内。

2. 工业上怎样制备无水乙醇（99.5%）？

水和乙醇能形成具有恒沸点的混合物，所以用普通的精馏方法不能获得纯度超过 96%（体积）的乙醇，工业上通常在乙醇和水的溶液中加入共沸组分——苯，构成以乙醇、苯和水所组成的多种恒沸混合物。当精馏温度为 64.85℃时，乙醇、苯和水的三元恒沸混合物首先被蒸出；温度升至 68.25℃时，蒸出乙醇与苯的二元恒沸混合物；随着温度继续上升，苯与水的二元恒沸混合物和乙醇与水的二元恒沸混合物也先后蒸出，这些恒沸物把水从塔顶带出，在塔釜即可获得无水乙醇。

3. 对于液体产物，通常如何精制？

可以通过蒸馏或精馏的方法进行精制：若组分沸点差异大于 30℃，可用蒸馏进行精制；若组分沸点差异小于 30℃，需要可通过精馏（即多次蒸馏组合）来进行分离。当产物分子量较大，沸点较高，不易蒸馏或精馏时，可采用传统方法柱色谱法进行分离，也可采用现代化方法制备色谱法进行分离。

实验十七　诺氟沙星的合成

1. 请写出 Gould-Jacobs 反应历程，并讨论何种反应条件有利于提高产物收率。

考虑苯环上取代基的定位效应及空间效应，3-位氯的对位远比邻位活泼，但亦不能忽略邻位的取代，条件控制不当，则不按该反应进行。

中间体

为减少反环物的生成，应注意以下三点：①反应温度低，有利于反环物的生成。因此，反应温度应快速达到 260℃，且保持 260～270℃。②加大溶剂用量可以降低反环物的生成。从经济的角度来讲，采用溶剂与反应物用量比为 3∶1 时比较合适。在实际生产中，溶剂用量过大显然是不合理的，采用在反应温度下滴加中间体的办法可以达到相对增加溶剂用量、降低副产物含量的目的。③用二甲苯或二苯砜为溶剂时，会减少反环物的生成，但价格昂贵。另外，可用廉价的工业柴油代替石蜡油。

2. 6-氟-7-氯-1,4-二氢-4-氧代喹啉-3-羧酸乙酯（Ⅱ）的制备反应为高温反应，试举出几种高温浴装置，并写出安全注意事项。

油浴：使用油作为热浴物质的热浴方法。油浴加热的上限温度取决于传热介质，用耐高温硅油，最高温度能达到 280～330℃。油浴操作方法与水浴基本相同，但要操作谨慎，防止油外溢或油浴升温过高，引起火灾。

沙浴：使用沙石作为热浴物质的热浴方法。沙浴一般使用黄沙，沙升温很高，可达 350℃ 以上。沙浴操作方法与水浴基本相同，但由于沙比水、油的传热性差，故需沙浴的容器宜半埋在沙中，其四周沙宜厚，底部沙宜薄。

空气浴：可达 400℃ 以上。但要尽量保证受热均匀。

3. 对于 1-乙基-6-氟-7-氯-1,4-二氢-4-氧代喹啉-3-羧酸乙酯（Ⅲ）的制备反应，请找出其他的乙基化试剂并简述其优缺点。

生产上使用的乙基化试剂除了 EtBr，还有 EtI、Et_2SO_4 及 TsOEt 等。与相应的卤代烷相比较，硫酸烷基酯和磺酸酯倾向于生成较多的 O-烷基化产物。

4. 1-乙基-6-氟-7-氯-1,4-二氢-4-氧代喹啉-3-羧酸乙酯（Ⅲ）的制备反应的副产物是什么？简述减少副产物的方法。

Ⅱ

在溶液中环合物Ⅱ的酮式与烯醇式存在平衡，反应后可得到少量 O-乙基化合物。一般而言，碱性条件有利于烯醇式生成，而酸性条件有利于酮式生成。基于此原理，如果使用比常规应用的无水 K_2CO_3 碱性弱的无水 Na_2CO_3 作为乙基化的脱酸剂，将会使 O-乙基化合物的生成比例大为减少，并且当乙基化溶剂采用二甲基亚砜、二甲基甲酰胺、N-甲基吡咯烷酮，以 Na_2CO_3 为脱羧剂，溴乙烷为烷化剂时，可基本免于 O-乙基化合物的生成。

5. 采用何种方法可使溴乙烷得到最充分合理的应用？

溴乙烷沸点低（38.51℃），易挥发。为避免损失，可将滴液漏斗的滴管加长，插到液面以下，同时注意反应装置的密闭性。

生产上为使乙基化反应进行得更完全，采取了分批加溴乙烷、于较低温度保温后升温等反应措施。再则，在加料过程中应缓慢加入，其原因是乙基化试剂如溴乙烷沸点较低，易挥发，将其分批慢慢加入反应体系中，反应不至于太激烈，且温度易控制；另一方面，缓慢分批加入乙基化试剂，反应液中的乙基化试剂浓度低，反应选择性增加，更有利于生成 N-乙基物，进而提高收率。

6. 如减压回收 DMF 后，不降温，加水稀释，对反应有何影响？

温度太高导致酯键水解。

7. 搅拌速度对硼螯合物（Ⅳ）的制备反应有何影响？

$(AcO)_3B$ 制备过程中，搅拌得太慢不利于热量的分散，增加冲料风险；搅拌过快，反应太剧烈，同样也有冲料的风险。

8. 加入乙基物后，硼螯合物（Ⅳ）的制备反应体系中主要有哪几种物质？

乙基物、$(AcO)_3B$ 和产物硼螯合物。

9. 从诺氟沙星的制备反应的特点出发，选择几种可以替代二甲基亚砜的溶剂或溶剂系统。

此步反应属 S_N1 反应，所以提高溶剂的极性有利于取代反应的发生。可以选择醇类溶剂代替二甲基亚砜，如异戊醇、无水乙醇、正丁醇等；或在催化剂聚乙二醇的作用下直接与哌嗪反应。

实验十八　咖啡酸苯乙酯的合成

1. 酯化法、一锅法、Wittig 反应及 Wittig-Horner 反应法、Heck 反应法制备咖啡酸苯乙酯各自的优缺点是什么？

咖啡酸和苯乙醇催化酯化合成咖啡酸苯乙酯，反应条件简单，但成本高，耗时长；碱催化卤代烃与酸反应，条件温和，但成本高，操作烦琐；以苯乙醇、米氏酸和 3,4-二羟基苯甲醛为原料的一锅合成法中，3,4-二羟基苯甲醛的市场价格仅为咖啡酸的 1/3 左右，合成成本低，收率较高，但需要用到毒性较大的哌啶、吡啶；Wittig 反应条件温和，反应时间短，收率较高，但使用的三苯基膦价格昂贵，同时易对环境造成污染；Wittig-Horner 反应中烷基磷酸酯简单易得，成本低廉，收率较高，但含磷试剂容易造成环境污染；Heck 反应以 4-溴儿茶酚和丙烯酸酯制备咖啡酸苯乙酯，同样存在原料昂贵、收率低的问题。

2. 本实验中用到的吡啶/哌啶催化体系是否可以采用其他的催化体系来代替？

可以。采用"一锅法"合成，用价廉无毒的甘氨酸/DMF 代替了哌啶/吡啶体系，改进后，不再需要盐酸中和吡啶和哌啶，只需简单水洗即可，此方法更适合工业化生产，更符合绿色化学的理念。

实验十九　阿魏酸乙酯的合成

1. 本实验加入二甲苯的作用是什么？

由于酯化反应是一个可逆反应，为使平衡向右移动，需要向反应体系中加入反应原料或不断除去生成物，本反应利用二甲苯与水形成共沸混合物的原理，将水分除去以打破平衡，使酯化反应趋于完全。

2. 酯化反应为什么需要无水操作？

酯化反应是可逆反应，如果操作过程中有水，会导致原料不能反应完全，从而导致产率下降。

附　录

附录 I　实验报告内容和格式

实验报告是记录实验的内容和目的、原理和方法、试剂和设备、过程和结果，对整个实验过程进行客观地全面总结概括的书面材料。在开展药物化学合成实验前后应分别书写预习报告和实验报告，其内容和形式如下：

一、预习报告的内容

在实验前，应认真预习并书写预习报告，便于实验顺利有效开展，预习报告内容包括以下方面：

1. 实验目的

书写实验目的通常包括三个方面：
① 了解本实验的基本原理；
② 掌握哪些基本操作；
③ 进一步熟悉和巩固已学过的某些操作。

2. 反应原理及反应方程式

本项内容在写法上应包括以下两部分内容：
① 文字叙述——要求简单明了、准确无误、切中要害；
② 主、副反应的反应方程式。

3. 实验所需仪器的规格和药品用量

按实验中的要求逐一列出，尽量以表格形式清晰呈现。

4. 原料及主、副产物的物理常数

物理常数包括化合物的性状、分子量、熔点、沸点、相对密度、折射率、溶解度等。

查物理常数的目的不仅是学会物理常数手册的查阅方法，更重要的是因为知道物理常数在某种程度上可以指导实验操作。例如：

沸点——据此可以设定反应回流温度。

相对密度——据此可以判定萃取操作时哪个组分在上层，哪个组分在下层。

溶解度——据此可以正确地选择溶剂。

5. 画实验装置图

画实验装置图的目的：进一步了解本实验所需仪器的名称、各部件之间的连接次序——即在纸面上进行一次仪器安装。

画实验装置图的基本要求：横平竖直、比例适当、"一条线"。

6. 实验操作示意流程

实验操作示意流程是实验操作的指南。

实验操作示意流程通常用框图形式来表示，其基本要求是：简单明了、操作次序准确、突出操作要点。

7. 产率计算

在实验前，应根据主反应的反应方程式计算出理论产量。计算方法是以相对用量最少的原料为基准，按其全部转化为产物来计算。

例如：用 12.2g 苯甲酸、35mL 乙醇和 4mL 浓硫酸一起回流，得到 12g 苯甲酸乙酯，试计算其产率。

根据加料量可知，乙醇是过量的，故应以苯甲酸为基准计算。

二、预习报告的格式

实验项目标题

1. 实验目的
2. 实验原理及反应方程式
3. 实验仪器及试剂

表1 实验仪器设备

实验仪器	型号/规格	用途	数量

表2　实验试剂及药品

试剂/ 药品	浓度/ 溶解度	熔点/ 沸点	用量	摩尔质量	物质的量	毒性及 注意事项

4.仪器设备装置图

5.实验步骤流程

6.实验操作（应包括实验注意事项和要求）

三、实验报告的内容

实验结束后，应及时整理书写实验报告，实验报告的内容除了预习报告中包括的实验内容和目的、实验原理和方程式外，重点在于如实客观地记录实验过程、实验结果与讨论、实验结论等内容。

1. 做好实验过程记录

实验时应按照预习的步骤进行认真操作，同时仔细观察、积极思考，养成科研工作者边实验边记录的基本素质和良好习惯。

在实验记录中应包括以下内容：

① 每一步操作所观察到的现象，如是否放热、颜色变化、有无气体产生、分层与否、温度、时间等。尤其是与预期相反或教材、文献资料所述不一致的现象，更应如实记载。

② 实验中测得的各种数据，如沸程、熔点、相对密度、折射率、称量数据（重量或体积）等。

③ 产品的色泽、晶形等。

2. 讨论实验结果

实验结果讨论主要是针对实验过程出现的异常现象或者产品的产量、质量进行讨论和分析，总结实验成功或失败原因。

【例】溴乙烷的制备

本次实验产品的产量（产率72.8％）、质量（无色透明液体）基本合格。

最初得到的几滴粗产品略带黄色，可能是由加热太快溴化氢被硫酸氧化而分解产生溴所致。经调节加热速度后，粗产品呈乳白色。

浓硫酸洗涤时发热，说明粗产物中尚含有未反应的乙醇、副产物乙醚和水。副产物乙醚可能是由于加热过猛产生的；而水则可能是从水中分离粗产品时带入的。

由于溴乙烷的沸点较低，因此在用硫酸洗涤时会因放热而损失部分产品。

四、实验报告的格式

日期：　　　　　　　　姓名：　　　　　　　　学号：

实验项目标题

1. 实验内容和目的
2. 实验原理及反应方程式
3. 实验步骤

以简化流程图形式呈现。

4. 实验操作记录

详实地记录每个步骤的时间、具体操作以及现象变化。

表 1　实验记录

时间	操作	现象变化及解释

5. 实验结果与讨论

实验结果包括记录实验产品的外观、理化性质、产率等，并对实验结果进行成功和失败的原因进行讨论。

6. 实验结论

附录Ⅱ　柱色谱分离纯化技术

柱色谱又称柱层析法，是一种常用的分离纯化技术，它可以分为柱吸附色谱和柱分配色谱，在药物合成实验中常用的是前者。吸附色谱体系包含两个相：一个是固定相，固定相材料又称吸附剂；另一个是流动相，流动相材料又称洗脱剂。其中，固定相极性大于流动相的色谱为正相色谱，固定相极性小于流动相的色谱为反相色谱。

根据相似相溶原理，混合物中在固定相中溶解度大的物质后出柱，保留时间长，难被洗脱。

一、分离原理

柱色谱是利用混合物中各组分在固定相上的吸附性能的不同而进行分离。吸附柱色谱常用氧化铝或硅胶作为吸附剂（即固定相）。柱中的吸附剂将待分离各组分先从溶液中吸附到其表面上，当洗脱剂（流动相）流经吸附剂时，发生无数次吸附－脱附，利用不同组分在吸附剂上吸附力的不同和它们在溶剂中溶解度的不同而达到分离的目的。一般情况下，极性大的物质易被硅胶或氧化铝吸附，极性小的物质不易被吸附，层析过程即是反复吸附、解吸的过程。吸附强的组分移动慢，在层析柱上部，吸附弱的组分移动快，在下部，待分离组分在柱中自上而下按吸附力的大小形成色带。

二、吸附剂的选择

吸附剂的选择通常要根据待分离化合物的类型而定。常用的吸附剂主要有以下几种。

1. 硅胶

微酸性，比较温和，适用于大多数化合物。根据硅胶颗粒大小直径不同，通常有 $100\sim200$ 目、$200\sim300$ 目、$300\sim400$ 目的不同规格。目数越大，颗粒越细，分离效果越好，分离速度也越慢。应根据混合物中各组分的分离难易程度选择合适规格的硅胶进行装柱填充。

2. 氧化铝

柱色谱用氧化铝有碱性、中性和酸性三种类型，粒度规格与硅胶相似，在普适样品的分离效果上没有硅胶优异，可用于纯化相对较容易分离的或具有特定结构性质的化合物。

① 碱性氧化铝（pH $9\sim10$）：适用于碱性物质（如胺、生物碱）和对酸敏感的样品（如缩醛、糖苷等），也适用于烃类、甾体等中性物质的分离。但碱性氧化铝能引起被吸附的醛酮的缩合、酯和内酯的水解、醇羟基的脱水、乙酰糖的去乙酰化、维生素 A 和 K 等的破坏等。所以，这些化合物不宜用碱性氧化铝分离。

② 酸性氧化铝（pH $3.5\sim4.5$）：适用于酸性物质如有机酸、氨基酸等的分离。

③ 中性氧化铝（pH $7\sim7.5$）：适用于醛、酮、醌、苷和硝基化合物以及在碱性介质中不稳定的物质（如酯、内酯等）的分离，也可以用来分离弱的有机酸和碱等。

三、洗脱剂的选择

洗脱剂是将待分离组分从吸附剂上洗脱下来所用的溶剂。化合物的吸附性与它们的极性成正比。洗脱时，非极性化合物最先洗脱，极性化合物按照极性从弱到强的顺序依次洗脱：—Cl，—Br，—I$\ll$C$=$C$<$—OCH$_3<$—CO$_2$R$<$C$=$O$<$—CHO$<$—SH$<$—NH$_2<$—OH$<$COOH。

选择常用单一溶剂的极性大小顺序为：石油醚（小）→环己烷→二氯甲烷→乙醚→乙酸乙酯→丙酮→乙醇→甲醇→水→乙酸（大）。

洗脱剂的选择应先用利用薄层色谱（TLC）进行摸索，按照待分离组分的极性差异选择合适极性的洗脱剂，再将用 TLC 法找到的最佳溶剂或混合溶剂配比用于柱色谱。

四、过柱流程

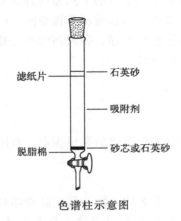

色谱柱示意图

1. 选择合适的色谱柱

色谱柱直径与高度之比一般在 $1：8$ 到 $1：15$ 之间，根据吸附剂用量（体积）确定柱子大小，一般吸附剂自然沉降后高度是柱高的 $1/2\sim2/3$。

2. 吸附剂用量

通常选用 $200\sim300$ 目硅胶，称 $30\sim70$ 倍于上样量，如果极难分，也可以用 100 倍量的硅胶。干硅胶的视密度在 0.4 左右，所以 $40g$ 的硅胶可以用烧杯量至 $100mL$ 体积。

3. 装柱前准备

柱竖直固定，柱底部铺一小块脱脂棉，再加入 $1\sim2cm$ 厚石英砂。

4. 装柱

① 湿法装柱：将吸附剂加小极性的洗脱剂组分调成糊状，柱内加洗脱剂至柱高的 $1/4$ 左右；将调好的吸附剂在搅拌下自柱顶缓缓注入柱中，同时打开活塞，洗脱剂流出；用洗耳球等轻敲柱身，使吸附剂填充均匀，用双联球或气泵加压至无气泡；在吸附剂上面加滤纸片和石英砂；必须保持吸附剂上面有洗脱剂，否则将会有空气进入吸附剂，在其中形成气泡而影响分离效果。

② 干法装柱：在通风橱内将吸附剂干粉通过漏斗加入色谱柱中，用洗耳球等敲打色谱柱使其填充均匀紧实；加入较多量的小极性洗脱剂加压"走柱子"，为避免溶剂和硅胶之间的吸附放热产生气泡，需待到柱子的下端不再发烫，恢复到室温后再撤去压力；平整地在吸附剂上表面加入一层石英砂。

5. 上样

① 湿法上样：将待分离物溶于尽可能少的洗脱剂中，保证样品层不能太厚；打开活塞放出柱中洗脱剂至液面下降到滤纸片处，关闭活塞；将配好的样品溶液用滴管缓缓加入柱内，并用少量洗脱剂洗涤柱壁上的溶液；打开旋塞，放出液体至溶液液面降至滤纸片时，加

入洗脱剂洗脱。

② 干粉上样：向粗产品中加入易挥发溶剂使其溶解，并加入 1～5 倍量硅胶，搅拌均匀得浆状物；减压旋蒸得松散流动的砂样；将砂样均匀平铺在吸附剂上面，样品层不宜过厚，样品层上加盖 1～2cm 的石英砂后洗脱。

6. 洗脱和收集

柱色谱一般采用梯度洗脱，通过调节洗脱剂的组分配比逐渐增大洗脱剂极性，每一种极性的洗脱剂体积适当，并选用合适体积的试管或接收瓶进行洗脱液的收集，防止各组分之间交叉。通过薄层色谱点样，利用紫外灯结合专属显色剂对每瓶洗脱液进行检测，收集同一组分的洗脱液进行浓缩。

7. 送谱鉴定目标产物

对于收集并浓缩的产品，在送谱前通常需要通过重结晶或打浆进一步纯化，尽量除去氢谱 $\delta 1.5$ 左右所谓的"硅胶"峰。